JN017333

『系統看護学講座』準拠

解剖生理学ワークブック

2024年版

編集　坂井建雄　順天堂大学特任教授
岡田隆夫　順天堂大学名誉教授
宇賀貴紀　山梨大学大学院教授

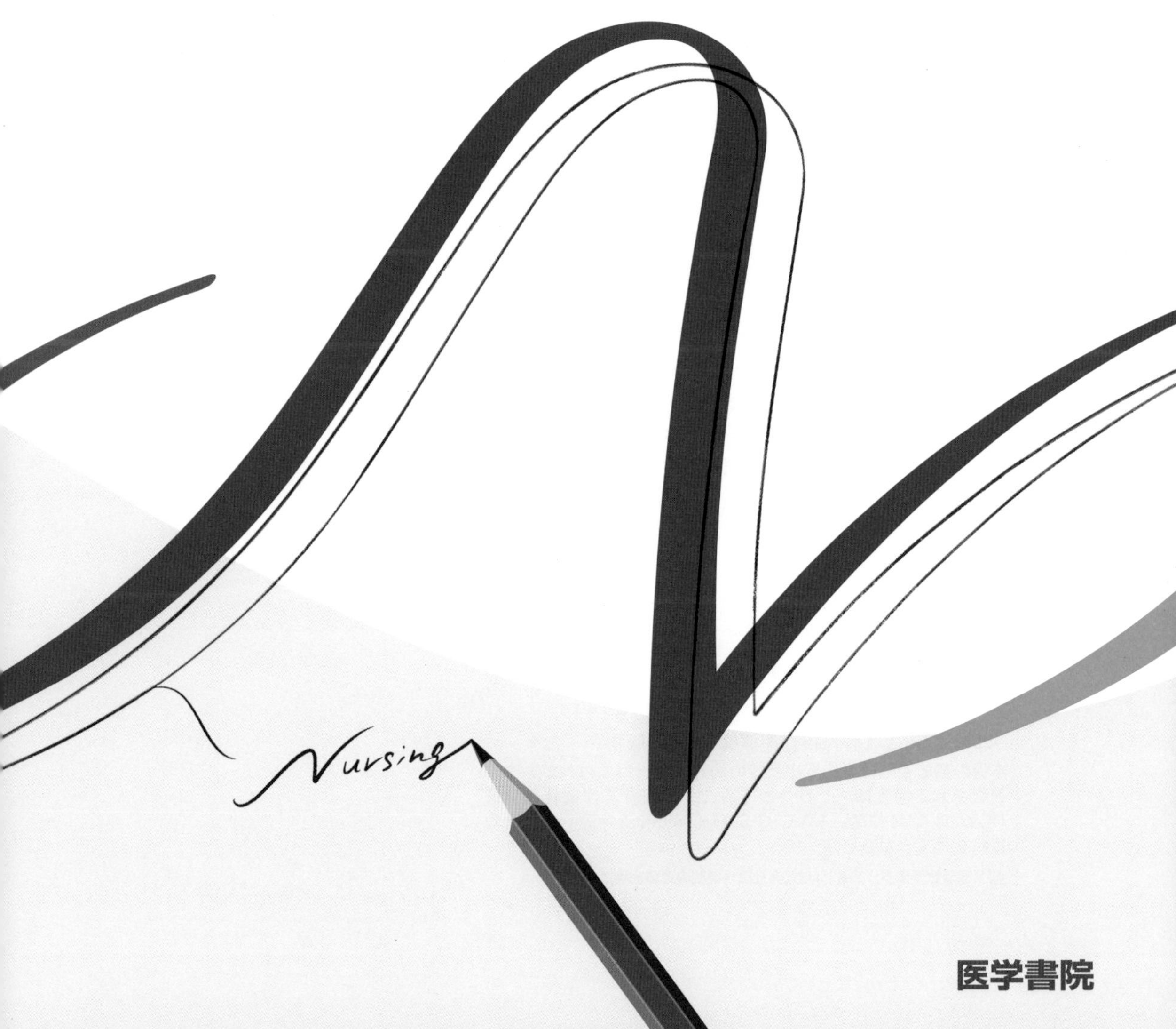

医学書院

2024年版『系統看護学講座』準拠 解剖生理学ワークブック
発 行 2024年1月6日 第1版第1刷©
編 集 坂井建雄・岡田隆夫・宇賀貴紀
発行者 株式会社 医学書院
代表取締役 金原 俊
〒113-8719 東京都文京区本郷1-28-23
電話 03-3817-5600(社内案内)
03-3817-5657(販売部)
印刷・製本 アイワード

ISBN978-4-260-05368-6

はじめに

解剖生理学は，看護師を含む医療専門職にとって，学習の基盤となる最重要の学問です。一方で，複雑に入り組むからだのしくみとはたらきを理解しなければならず，覚えなければならない用語もとても多くあります。テキスト『系統看護学講座　解剖生理学』をはじめて開いたとき，「こんなにたくさんのことを覚えなければならないのか」と心配になったかもしれません。

本書は，『系統看護学講座　解剖生理学』の学習を助けるワークブックで，テキストの目次に沿って，15回に分けて構成されています。テキストに使用されている図や文章から，解剖生理学を学習していくうえでまず覚えるべきことを中心に厳選し，問題を作成しました。用語を書く問題，簡単なイラストを描く問題，グラフを完成させる問題など，さまざまなパターンの問題を用意しました。書き込む用語も多く，イラストやグラフを描く問題は少しむずかしく感じるかもしれません。しかし，「自分の手を動かして書いてみる」ことが，記憶の定着や知識の理解につながるのです。

また，各問題には，テキストの該当ページを記しているので，わからないことがあれば，すぐに戻ることができます。答えをさがすうちにすみずみまで読むことになり，より深い学習へとつながります。

本書は皆さんの学習方法に合わせて，さまざまに活用することができます。たとえば

・授業の予習・復習として取り組む

・知識定着の確認としての小テスト形式で取り組む

・解答・解説を書き込んで，自分だけのノートにする

ほかにも工夫しだいでいろいろな方法で活用できます。自分に合った学習方法で，本書に取り組んでみてください。先生に相談してみるのもよいでしょう。

本書を1冊解き終えたとき，最初は「こんなにたくさん」と思っていた知識が，しっかりと身についているはずです。最初は解けない問題があっても，あきらめず，繰り返し学習を進めてください。

『系統看護学講座　解剖生理学』とともに，本書が解剖生理学を学習していく一助となることを願っています。

2023年11月

坂井建雄　岡田隆夫　宇賀貴紀

目次 contents

本書の使い方

STEP 1　学習の進め方を決めましょう。

●使い方の例をご紹介します。自分に合った学習方法で取り組みましょう。

・授業の予習・復習として取り組む

・知識定着の確認として，小テスト形式で取り組む

・解答・解説を書き込んで，自分だけのノートにする

STEP 2　問題を解いてみましょう。

●『系統看護学講座　解剖生理学』と一緒に使いましょう。

本書は，『系統看護学講座　解剖生理学第 11 版』の目次にそって構成されています。見出しには，問題の内容を扱った『系統看護学講座　解剖生理学』の該当ページを示しています。解く前や解き終わったあとに，『系統看護学講座　解剖生理学』の該当ページを読んでみましょう。

また，問題を解いていてわからないことがあれば，問題の下に掲載した『系統看護学講座　解剖生理学』のページを読んでみましょう。ただ答えを探すのではなく，なにがわからないのか意識しながら読むことが大切です。

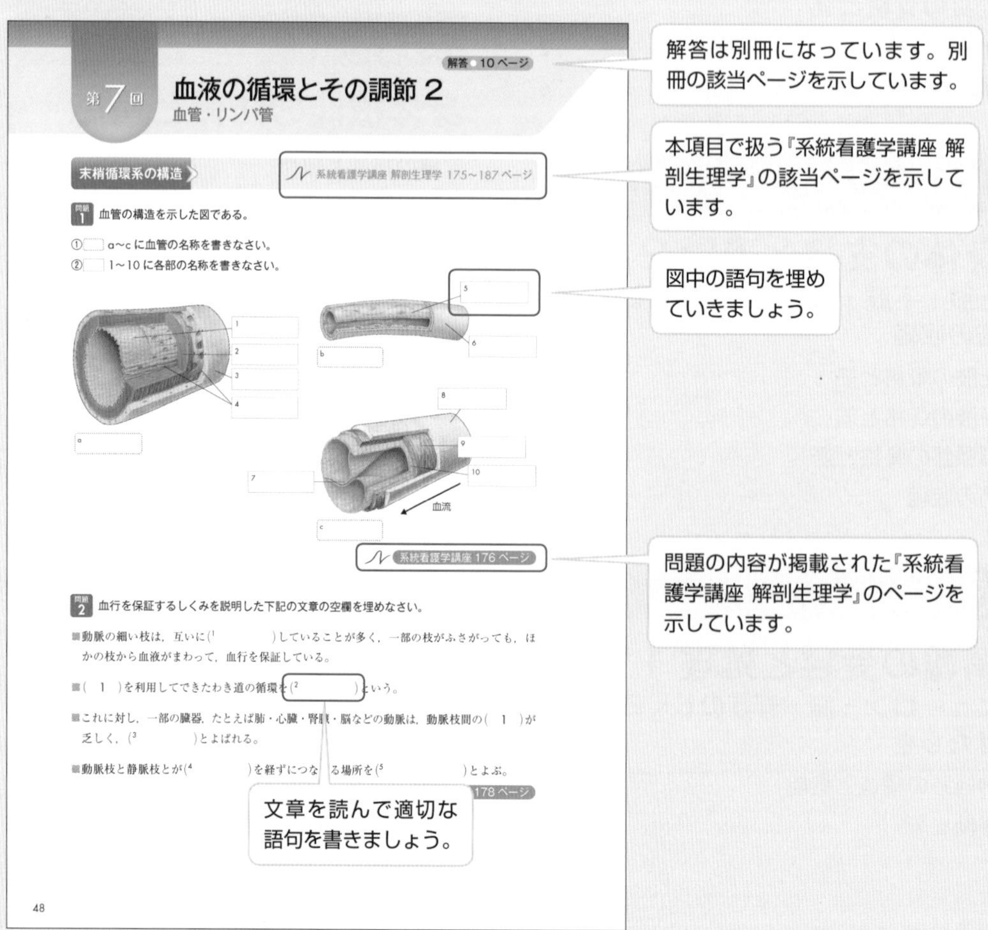

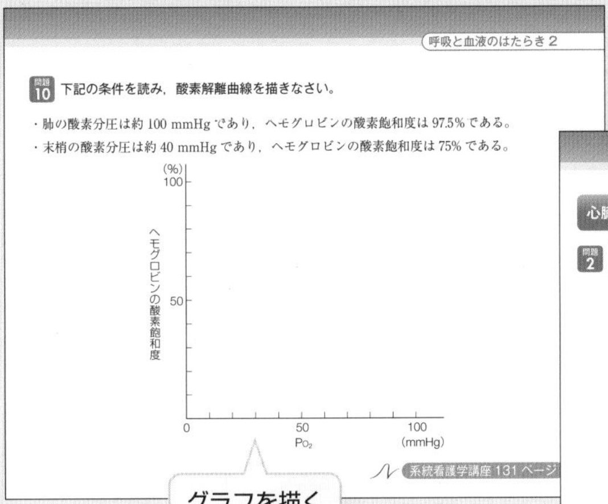

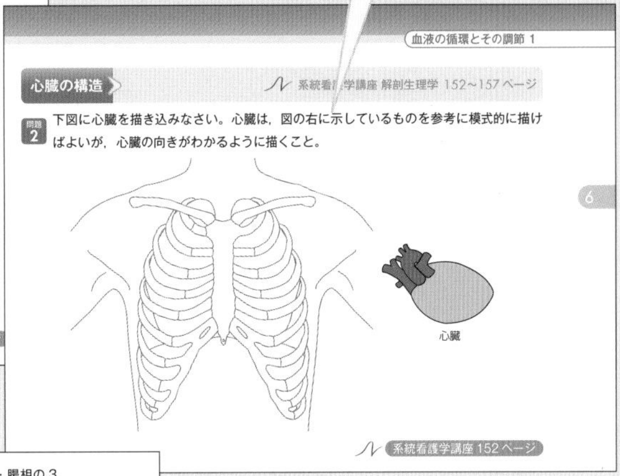

呼吸と血液のはたらき 2
問題 10 下記の条件を読み，酸素解離曲線を描きなさい。
・肺の酸素分圧は約 100 mmHg であり，ヘモグロビンの酸素飽和度は 97.5% である。
・末梢の酸素分圧は約 40 mmHg であり，ヘモグロビンの酸素飽和度は 75% である。
(%)
100
50
ヘモグロビンの酸素飽和度
0
50
100
(mmHg)
Po2
系統看護学講座 131 ページ

グラフを描く問題です。

イラストを描く問題です。色鉛筆などで描きましょう。

血液の循環とその調節 1
心臓の構造
系統看護学講座 解剖生理学 152～157 ページ
問題 2 下図に心臓を描き込みなさい。心臓は，図の右に示しているものを参考に模式的に描けばよいが，心臓の向きがわかるように描くこと。
心臓
系統看護学講座 152 ページ

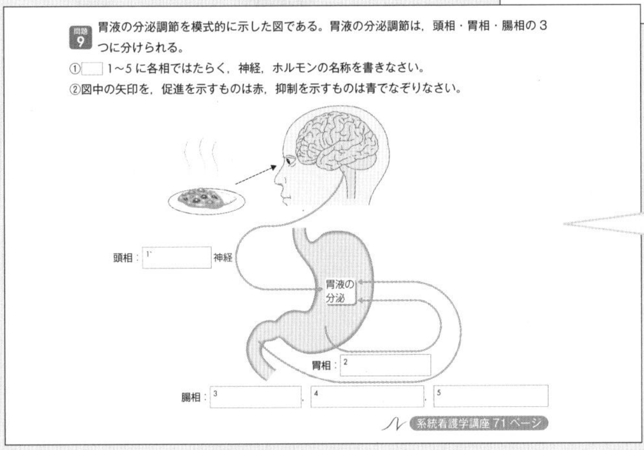

問題 9 胃液の分泌調節を模式的に示した図である。胃液の分泌調節は，頭相・胃相・腸相の 3 つに分けられる。
① 1～5 に各相ではたらく，神経，ホルモンの名称を書きなさい。
②図中の矢印を，促進を示すものは赤，抑制を示すものは青でなぞりなさい。
頭相：1 神経
胃液の分泌
胃相：2
腸相：3 ，4 ，5
系統看護学講座 71 ページ

線を指定された色でなぞる問題です。マーカーや色鉛筆を使って解きましょう。

STEP 3 答え合わせをしましょう。

●丸つけをしましょう。

問題を解き終わったら，「別冊解答」を使って正答を確認しましょう。「別冊解答」では，読み方がむずかしい語句にはふりがなをふっています。読み方も確認してください。

●間違えた問題は，『系統看護学講座　解剖生理学』で確認しましょう。

間違えた問題や理解が不十分な問題は，問題の下に掲載した『系統看護学講座　解剖生理学』のページを読んでみましょう。また，間違えた問題は時間をおいてもう一度解いてみるなど，知識を定着させるようにしましょう。

ふりがなで読み方も確認しましょう。

本文のページ数を示しています。

第1章 解剖生理学のための基礎知識
構造からみた人体 6 ページ
人体のさまざまな器官 8 ページ
素材からみた人体 8 ページ
2

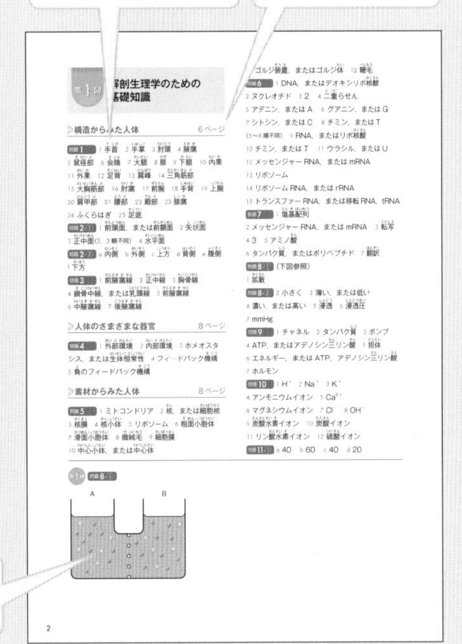

グラフやイラストを描く問題の解答も掲載しています。

解答●2～3 ページ

第1回 解剖生理学のための基礎知識

構造からみた人体

系統看護学講座 解剖生理学 8～15 ページ

問題 1 □ 1～25 に人体の各部の名称を書きなさい。

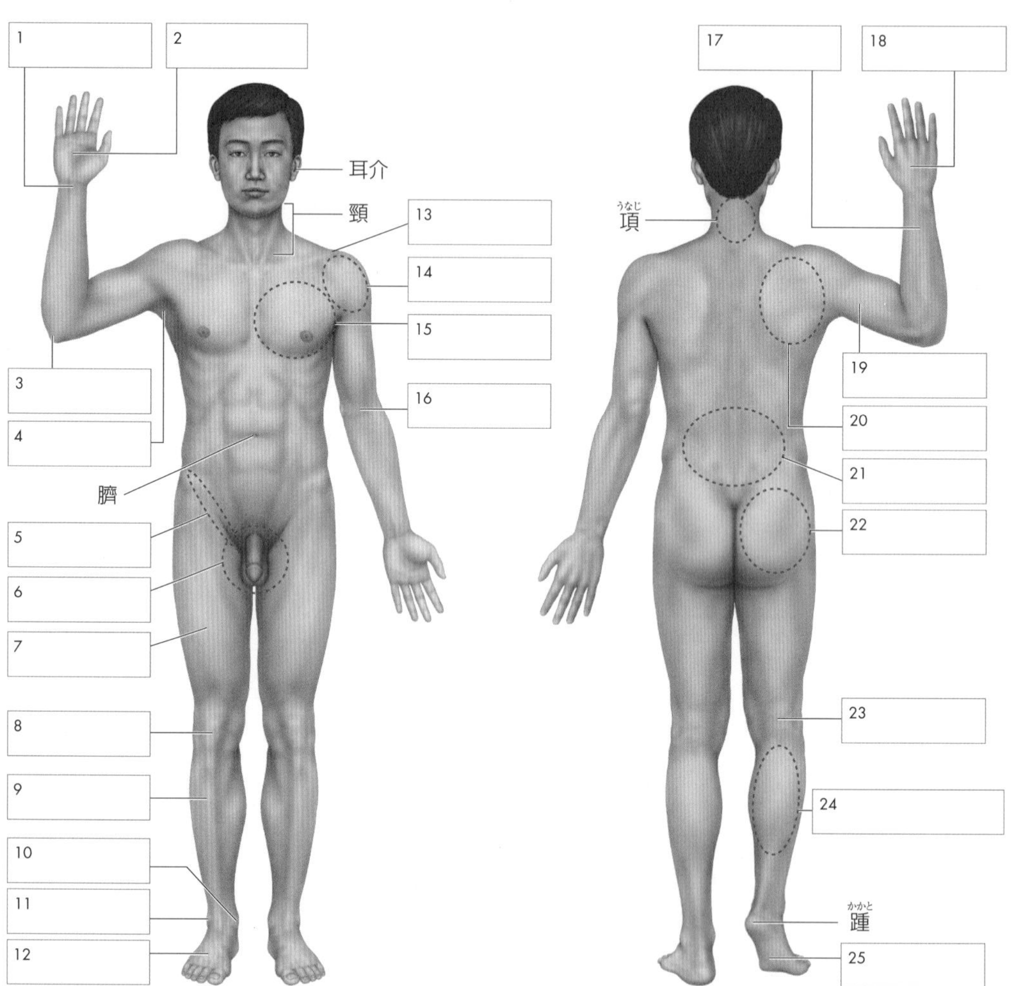

系統看護学講座 11 ページ

問題 2 人体の位置と方向を示す際には，人体が直立しているものとして，互いに垂直に交わる3方向の基準面を想定する。また，身体の部位の方向を示す用語がある。

①下図の青，赤，黄色で示した面の名称を□1～4に書きなさい。

②身体の部位の方向を示す用語を□a～fに書きなさい。

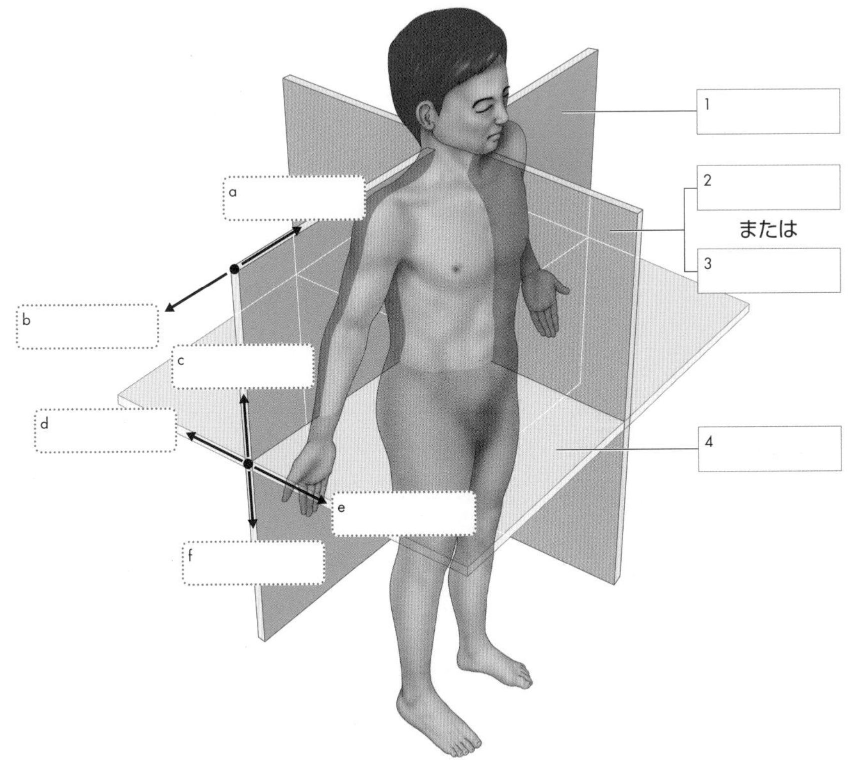

系統看護学講座 15 ページ

問題 3 身体の表面の位置を示すために，縦の基準線が使われる。図中の青い破線が示す，縦の基準線の名称を□1～7に書きなさい。

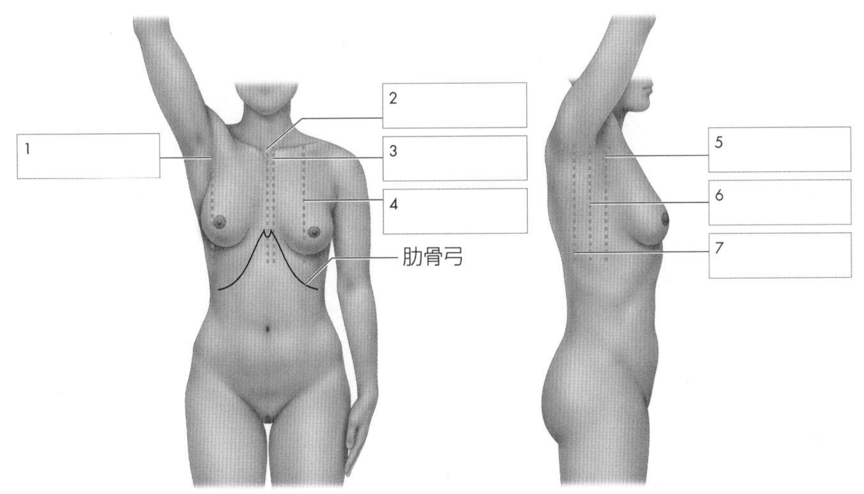

系統看護学講座 15 ページ

人体のさまざまな器官

系統看護学講座 解剖生理学 16～17 ページ

問題 4 人体を取り巻く環境はさまざまに変化していくが，細胞を取り巻く環境は一定に保たれている。このしくみを説明した下記の文章の空欄を埋めなさい。

■植物機能のはたらきにより人体を取り巻く(1　　　　　)が変化しても，身体が活発に活動しても，細胞を取り巻く(2　　　　　)はつねに一定程度に保たれている。これを(3　　　　　)という。

■一定の目標値に合致するように入力に応じて出力を調節するしくみを(4　　　　　)とよぶ。(　3　)の調節のほとんどは，出力が抑制される(5　　　　　)によって行われる。

系統看護学講座 16～17 ページ

素材からみた人体

系統看護学講座 解剖生理学 27～54 ページ

問題 5 細胞の構造を示した図である。□ 1～12 に細胞の構造の名称を書きなさい。

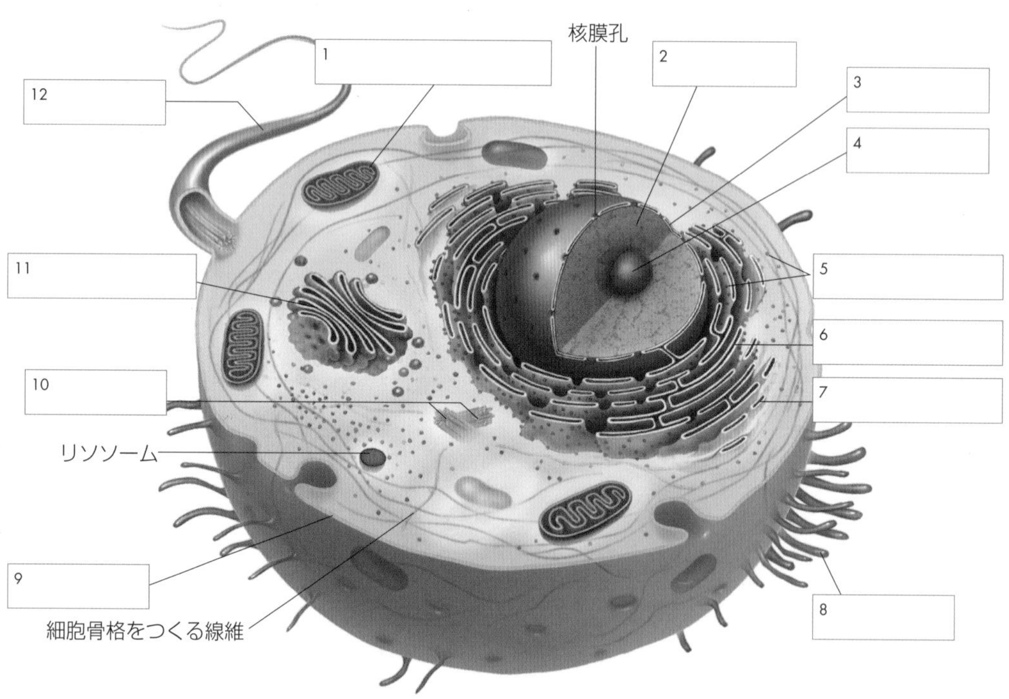

系統看護学講座 28 ページ

問題6 核酸について説明した下記の文章の空欄を埋めなさい。

■遺伝子の本体は，化学的には(1　　　　)とよばれる物質である。(1)は塩基・糖・リン酸で構成される(2　　　　)とよばれる単位がつながった鎖である。

■(1)は，通常は(3　　　　)本が反対向きになって結合した(4　　　　)とよばれる構造をしている。

■(1)の塩基には(5　　　　)，(6　　　　)，(7　　　　)，(8　　　　)がある。

■細胞内には(1)と構造は似ているが，デオキシリボースに酸素原子が1つ結合したリボースという糖で構成される(9　　　　)が存在する。

■(9)の塩基は(10　　　　)のかわりに(11　　　　)をもつ。

■(9)には，(1)の情報を伝達するなどのはたらきをもつ(12　　　　)，タンパク質合成の場となる(13　　　　)を構成する(14　　　　)，アミノ酸を運搬する(15　　　　)の3種類がある。

系統看護学講座 33～34 ページ

問題7 タンパク質の合成について説明した下記の文章の空欄を埋めなさい。

■DNAの二重らせんの一部が開き，酵素が結合してDNAの(1　　　　)に対応する(2　　　　)が合成される。この過程を(3　　　　)という。

■生成された(2)の(4　　　　)つの塩基が1組となり，1つの(5　　　　)に対応する。(5)が結合されて鎖となってできるものが(6　　　　)である。この(2)から(6)が合成される過程を(7　　　　)という。

系統看護学講座 34 ページ

問題 8 Aの管に水を，Bの管にスクロース溶液を入れ，両者を全透膜で分けたときをa，半透膜で分けたときをbに模式的に示した。図の●は水分子，●はスクロース分子をあらわしている。また，図の半透膜は，水分子を通すがスクロース分子は通さない。

①aは全透膜で分けた場合の図である。左の図中には水分子は20個，スクロース分子は10個ある。しばらく時間が経過すると最終的にはどのような状態になるか。右の図に青で水分子，赤でスクロース分子を描いて示しなさい。また，下記の文章の空欄を埋めなさい。

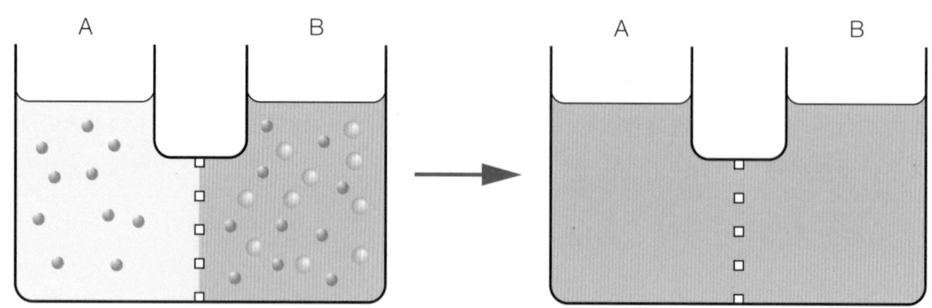

a. 全透膜

■このようなスクロースの動きを(1　　　　)という。

②bは半透膜で分けた場合の図である。中央の図では，Bの水面はAの水面よりも高くなっている。これを説明した下記の文章の空欄を埋めなさい。

■図の半透膜は水分子を通すがスクロース分子を通さないため，2つの溶液の濃度の差が(2　　　　)なるように，濃度の(3　　　　)溶液から(4　　　　)溶液へと水分子が移動する。この現象を(5　　　　)という。

③bの右の図では，Bの水面におもりで圧力をかけている。これを説明した下記の文章の空欄を埋めなさい。

■上昇した液面に圧力をかけ，等しい高さになったとき，この圧力を(6　　　　)とよび，(7　　　　)や cmH_2O などであらわす。

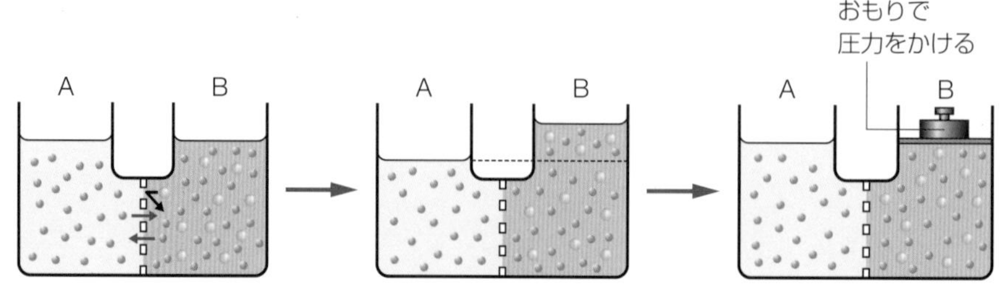

b. 半透膜

系統看護学講座 514~515 ページ

問題 9 細胞膜にあるタンパク質について説明した表である。空欄を埋めなさい。

種類		はたらき
輸送体	(1　　　)	膜貫通型の(2　　　　)がいくつか集まり，中心部分に孔(あな)が開いた構造になっている。必要に応じて孔が開閉し，物質を通す。
	(3　　　)	(4　　　　)のエネルギーを利用して，電気的勾配(こうばい)あるいは濃度勾配に逆らって物質を輸送するシステム。
	(5　　　)	細胞が必要とする物質を，(6　　　　)を消費せずに細胞内に取り込む際にはたらくタンパク質。
受容体		(7　　　)や神経伝達物質などと結合するタンパク質。
酵素		生体内の化学反応を促進する生体触媒。

系統看護学講座 36～38 ページ

問題 10 イオンとイオン式の関係を示した表である。空欄を埋めなさい。

陽イオン	イオン式
水素イオン(プロトン)	(1　　　)
ナトリウムイオン	(2　　　)
カリウムイオン	(3　　　)
(4　　　)	NH_4^+
カルシウムイオン	(5　　　)
(6　　　)	Mg^{2+}

陰イオン	イオン式
塩化物イオン(塩素イオン)	(7　　　)
水酸化物イオン(水酸イオン)	(8　　　)
(9　　　)(重炭酸イオン)	HCO_3^-
(10　　　)	CO_3^{2-}
(11　　　)	HPO_4^{2-}
(12　　　)	SO_4^{2-}

系統看護学講座 513 ページ

1

問題 11 体液の区分とその組成を示したグラフである。

①[ ] a～d に適切な数字を書きなさい。

②[ ] 1～6 に適切なイオン式を書きなさい。また，同じイオンを示す部分を同じ色でぬり分けなさい。K^+は緑，Na^+は青，Cl^-はオレンジとする。

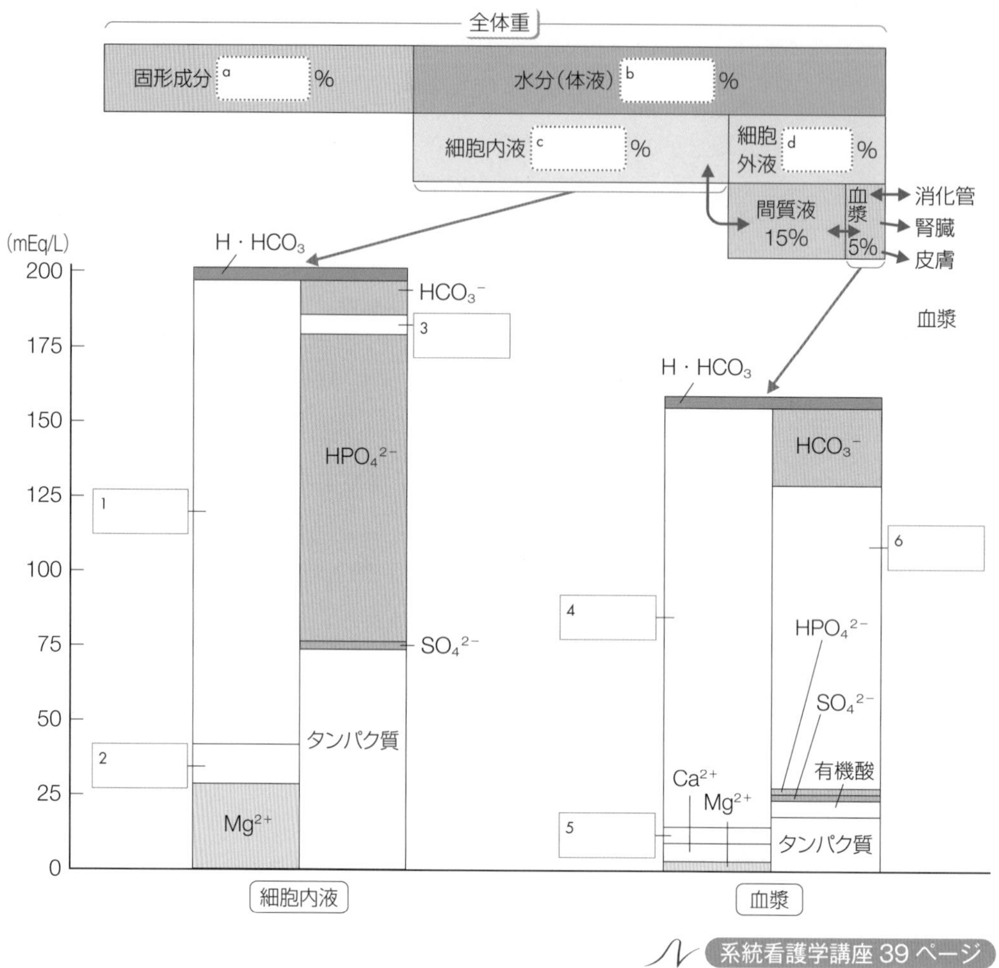

系統看護学講座 39 ページ

問題12 静止電位の発生のしくみを模式的に示した図である。図を見ながら，下記の文章の空欄を埋めなさい。

■細胞内には(1　　　　　　　　)が多いが，細胞外では少ない。そのため，(　1　)は，濃度勾配に従って(2　　　　　　)に向かって流出する。すると，(3　　　　　　)の電荷をもつ(4　　　　　　)イオンである(　1　)が流出したため，細胞内は細胞外よりも電気的に(5　　　　　　)となり，(　4　)イオンの流出を引きとめる力が発生する。これらがちょうどつりあった状態での電位を(6　　　　　　)電位とよぶ。

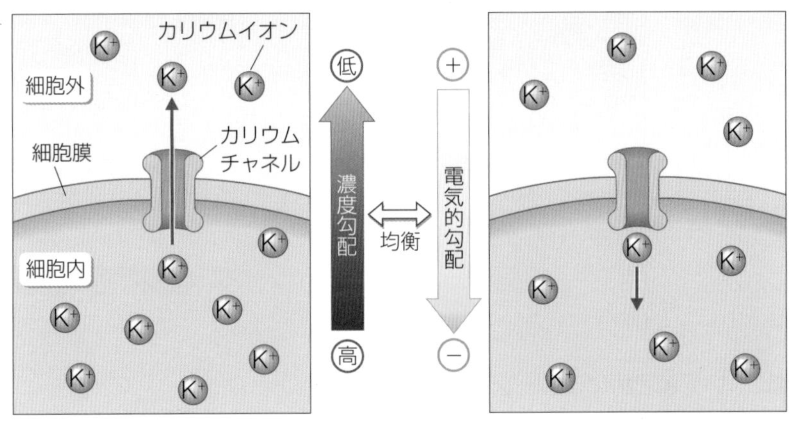

a. 濃度勾配　　b. 電気的勾配

系統看護学講座 41 ページ

問題13 染色体について説明した下記の文章の空欄を埋めなさい。

■人体のほとんどすべての細胞の核内には，(1　　　　　　)本の染色体が含まれている。そのうちの(2　　　　　)本は(3　　　　　　)本1組の対をなし，男女共通であり，(4　　　　　　)とよばれる。

■残りの(5　　　　　　)本は男女で異なるため，(6　　　　　　)とよばれる。

■男性の細胞は(7　　　　　　)と(8　　　　　　)，女性の細胞は(9　　　　　　)を2本もつ。

■染色体のそれぞれには，1本の長い(10　　　　　　　　　)の二重らせんが含まれており，そこに(11　　　　　　)がのっている。

■生物の細胞の染色体に含まれる遺伝情報の全体を，(12　　　　　　)とよぶ。

系統看護学講座 43 ページ

問題 14 上皮細胞の並び方，形状を模式的に示した図である。[ ] 1～6 に上皮組織の種類の名称を書きなさい。

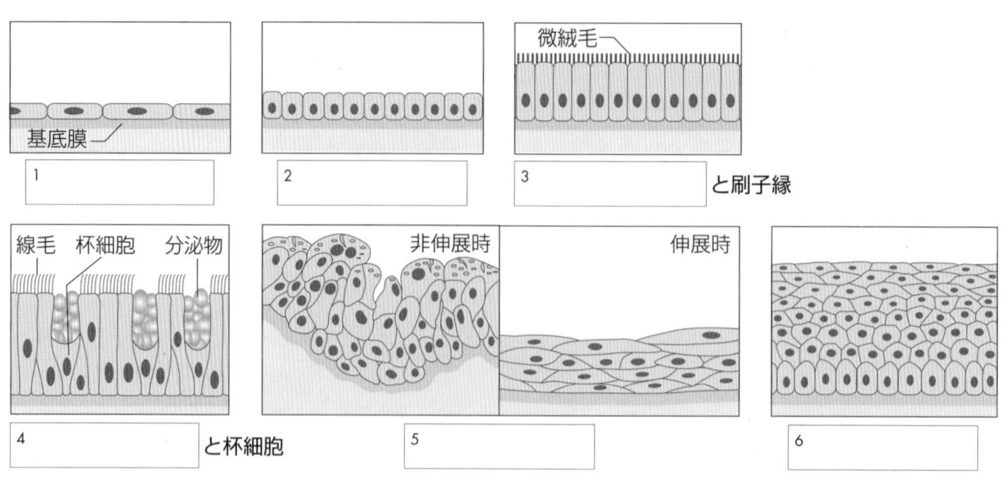

系統看護学講座 46 ページ

問題 15 筋組織について模式的に示した図である。

①[ ] 1～3 に筋組織の種類の名称を書きなさい。

②筋には意志の力によって収縮・弛緩ができる随意筋と，意志の影響を受けない不随意筋がある。それぞれの筋組織はどちらか。[ ] a～c に書きなさい。

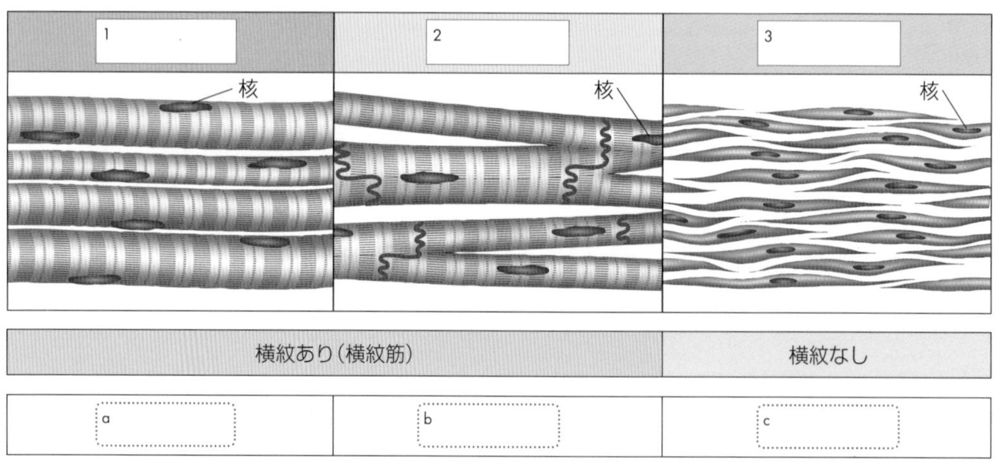

系統看護学講座 48 ページ

問題16 結合組織を模式的に示した図である。□ 1～5 に結合組織の種類の名称を書きなさい。

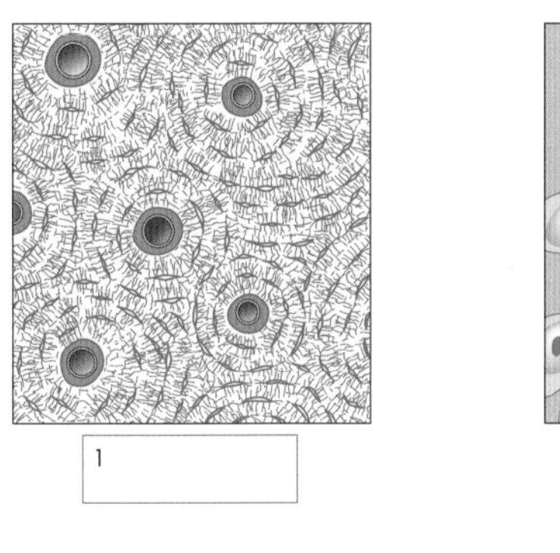

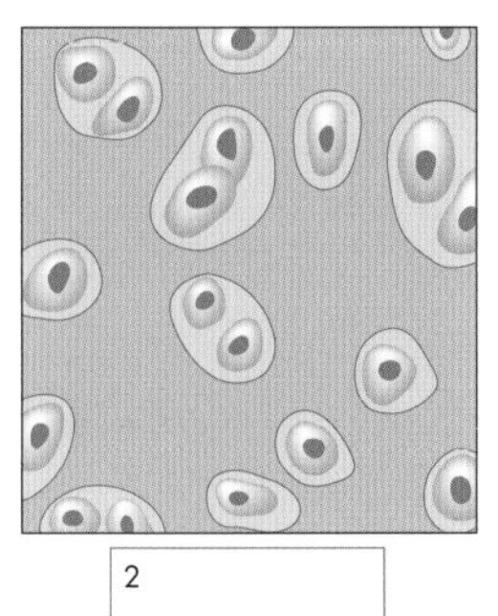

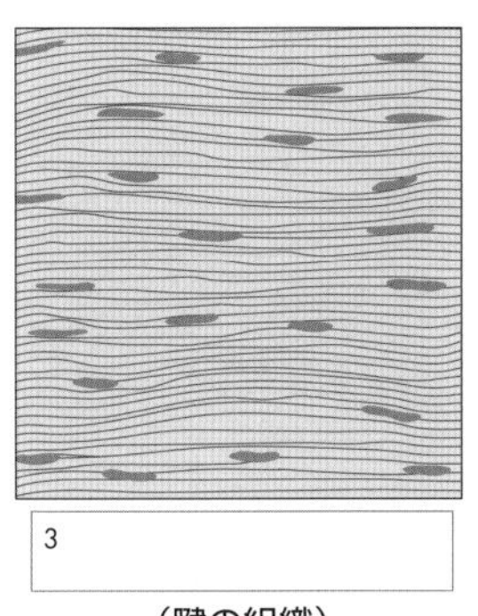

（腱の組織）

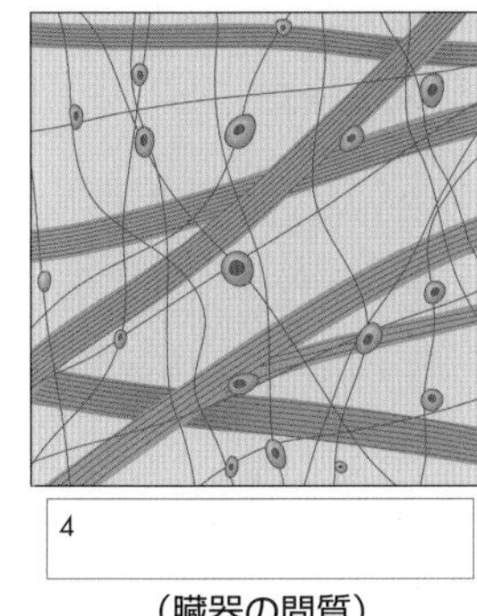

（臓器の間質）

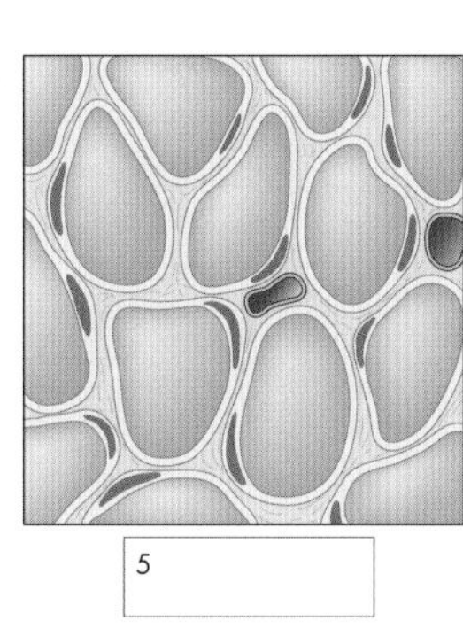

系統看護学講座 50 ページ

問題17 神経組織の主体であるニューロンと，シナプスの構造を示した図である。□ 1～8 に各部の名称を書きなさい。

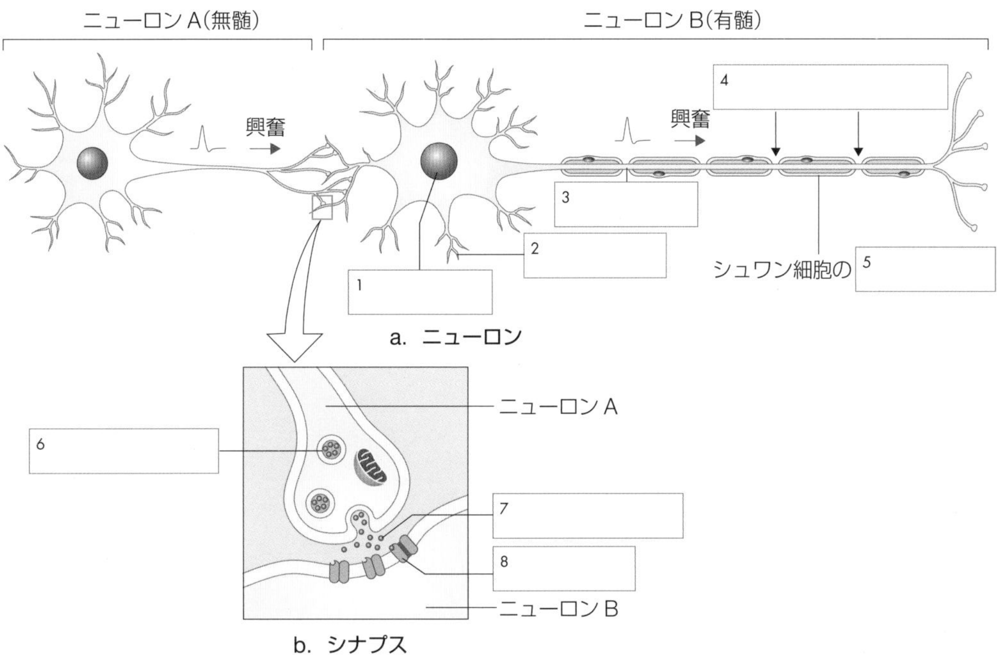

a. ニューロン

b. シナプス

系統看護学講座 52 ページ

解答●4～5ページ

第2回 栄養の消化と吸収 1

消化管のしくみとはたらき

消化器系の概観

系統看護学講座 解剖生理学 56～57ページ

問題1 消化器系の概観を示した図である。□1～19 に各部の名称を書きなさい。

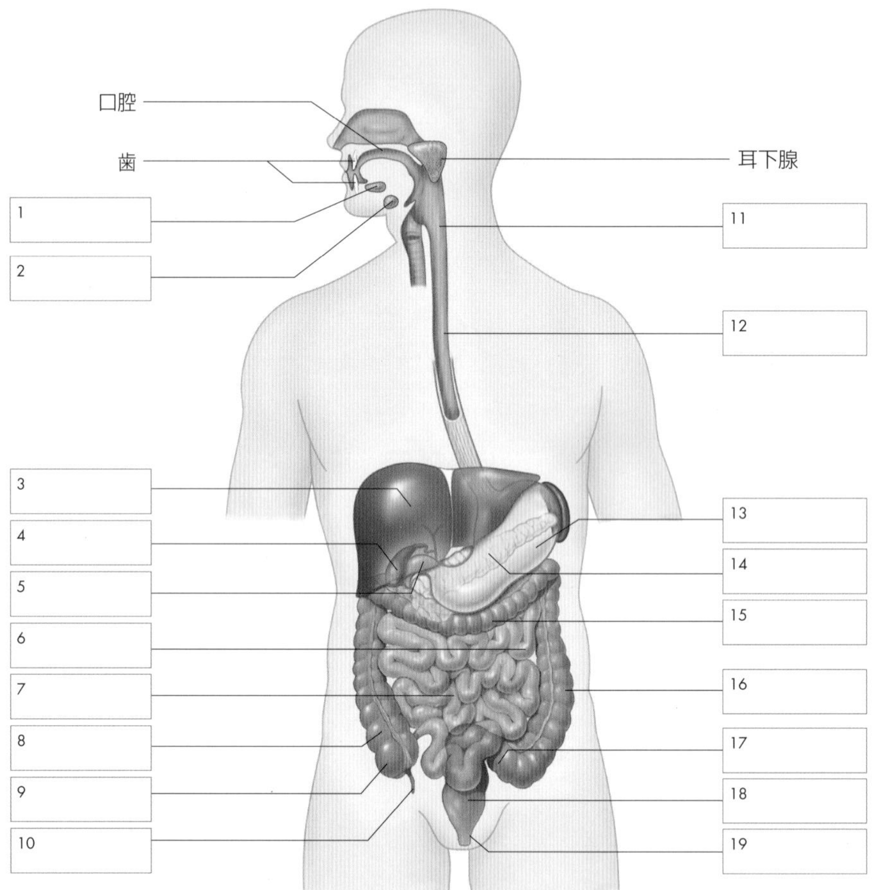

5～7は小腸の部位名を，8，9，15～18は大腸の部位名を示す。

系統看護学講座 56ページ

口・咽頭・食道の構造と機能

系統看護学講座 解剖生理学 58〜67 ページ

問題 2 口腔を前面から見た図である。□ 1〜9 に各部の名称を書きなさい。

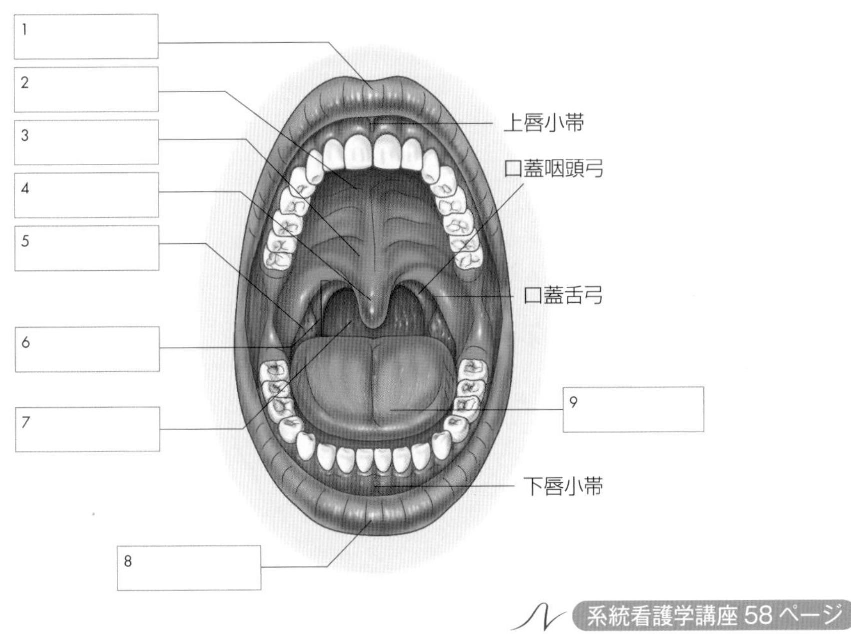

系統看護学講座 58 ページ

問題 3 舌の構造を示した図である。

①舌を 2 つの部位に分けたときの名称を□ a, b に，先端部分の名称を□ c に書きなさい。

②□ 1〜6 に各部の名称を書きなさい。

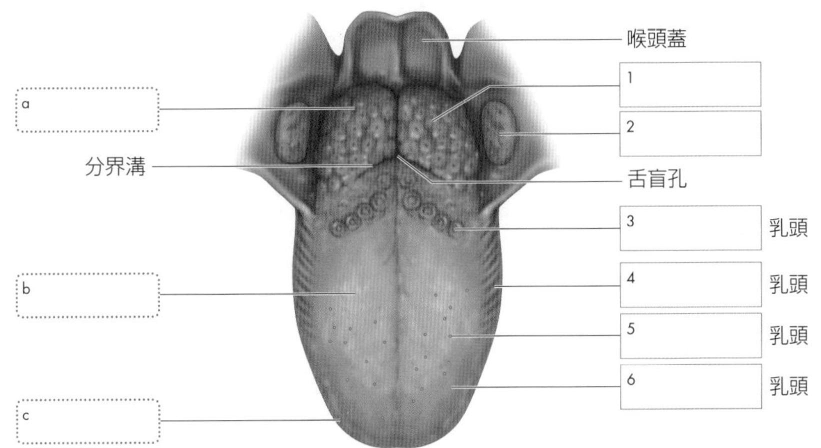

系統看護学講座 59 ページ

問題 4 歯について説明した下記の文章と表の空欄を埋めなさい。

■歯の突き出した部分を(1　　　　　)，粘膜に埋もれた部分を(2　　　　　)といい，その大部分は(3　　　　　)という骨の容器の中にはまり込んでいる。歯の中心部には(4　　　　　)をいれた歯髄腔がある。

■永久歯はすべてはえそろうと(5　　　　　)本，形としては4種類のものがある。

歯の種類	形	数(上顎の片側)
(6　　　　　)	・ノミの形をしている。	(7　　　　　)本
(8　　　　　)	・先端がとがっている	(9　　　　　)本
(10　　　　　)	・先端が立方形をしている。	(11　　　　　)本
大臼歯	・先端が立方形をしている。	3本

系統看護学講座 60〜61 ページ

問題 5 咽頭の構造を示した図である。

①咽頭は，口腔から食道への食物路と鼻腔から喉頭への呼吸路の交差するところで，3つの部位に分けることができる。［　］a〜c に各部位の名称を書きなさい。

②［　］1〜13 に各部の名称を書きなさい。

③咽頭とはどの部分か。図の該当部分を青線で囲みなさい。

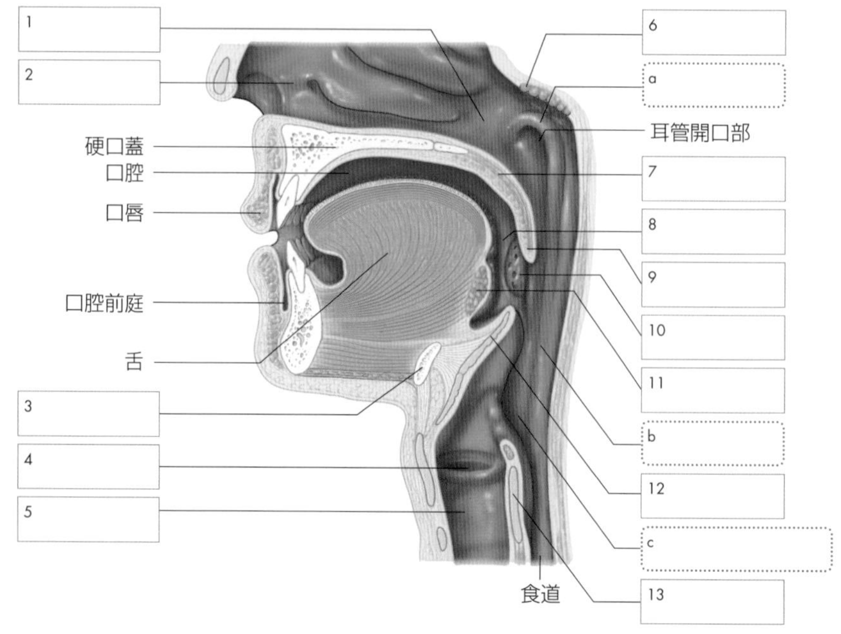

系統看護学講座 64 ページ

問題 6 嚥下の過程をあらわした図である。b. 咽頭相の図は未完成である。a. 口腔相と c. 食道相の図を参考に，軟口蓋と喉頭蓋を描き込んで b. 咽頭相の図を完成させなさい。

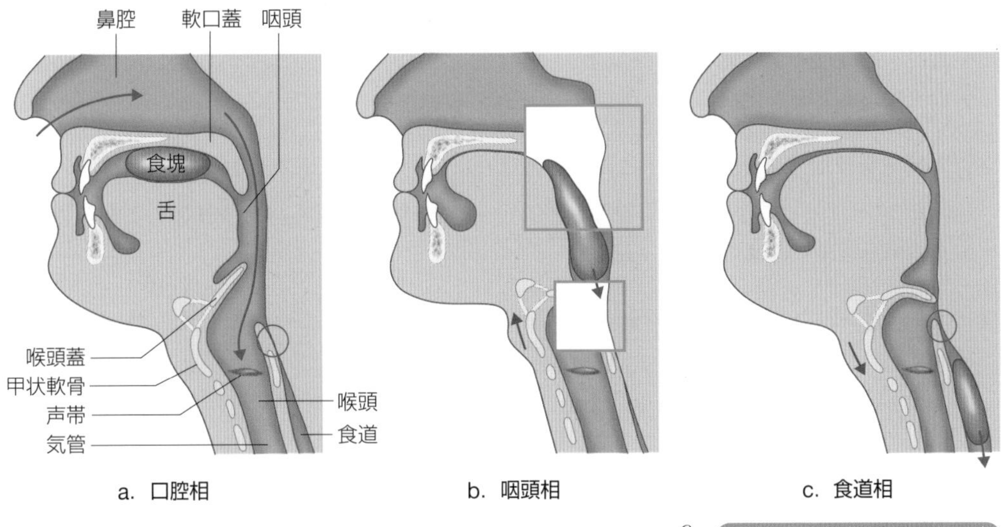

系統看護学講座 65 ページ

腹部消化管の構造と機能

系統看護学講座 解剖生理学 67～84 ページ

問題 7 胃の形状と胃壁の構造を示した図である。□ 1～11 に各部の名称，または物質の名称を書きなさい。

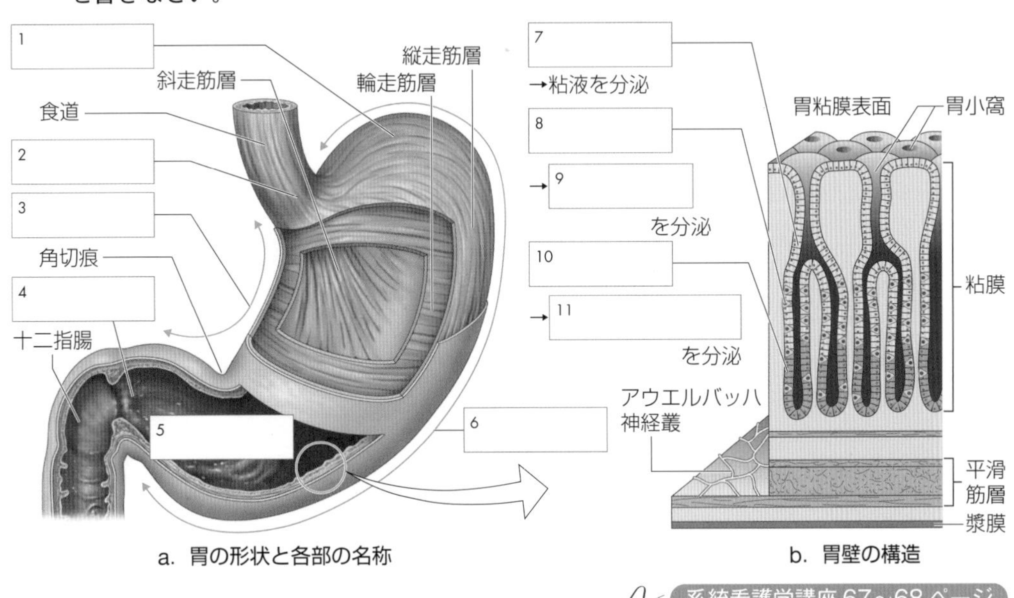

a. 胃の形状と各部の名称　　b. 胃壁の構造

系統看護学講座 67～68 ページ

2

問題 8 胃のはたらきを説明した下記の文章の空欄を埋めなさい。

■噴門から胃底部を含む胃の近位部は律動的な収縮を行わず，食塊が胃に入ってくると弛緩して食塊を貯蔵する。大彎上部に(1 　　　　　　)があり，ここから発した興奮が幽門方向へ伝わるとともに(2 　　　　　　)とよばれる収縮を引きおこす。

■胃の壁細胞は塩酸を分泌する。この分泌液は(3 　　　　　　)ともよばれる。この塩酸のために，(4 　　　　　　)はpHが約1の強い(5 　　　　　　)性となっており，食物とともに胃に入った細菌を殺菌するはたらきがある。

■(　3　)は(6 　　　　　　)を変性させると同時に，(7 　　　　　　)が分泌する(8 　　　　　　)に作用して，これを活性型の(9 　　　　　　)にかえる。(　9　)は(　6　)を分解してポリペプチドにする。

■(10 　　　　　　)は，弱い(11 　　　　　　)性の粘液を分泌している。この粘液は，胃の上皮細胞表面をおおい，(　3　)や(　9　)によって上皮細胞が傷害されることを防いでいる。

系統看護学講座 68～70 ページ

問題 9 胃液の分泌調節を模式的に示した図である。胃液の分泌調節は，頭相・胃相・腸相の3つに分けられる。

①□ 1～5 に各相ではたらく，神経，ホルモンの名称を書きなさい。

②図中の矢印を，促進を示すものは赤，抑制を示すものは青でなぞりなさい。

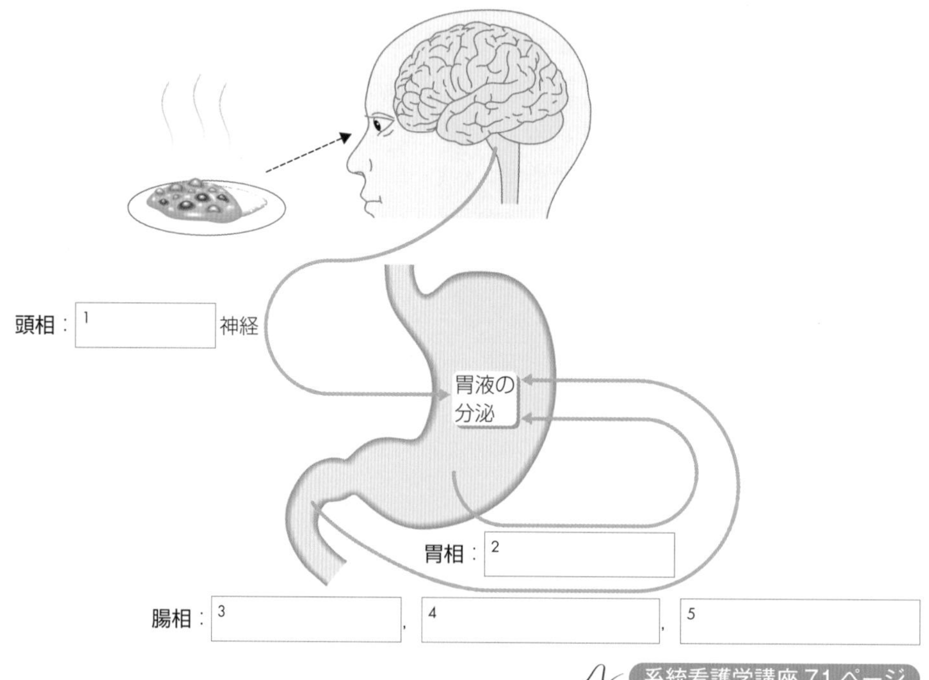

系統看護学講座 71 ページ

問題 10 小腸壁の構造を示した図である。[ ] 1〜6 に各部の名称を書きなさい。

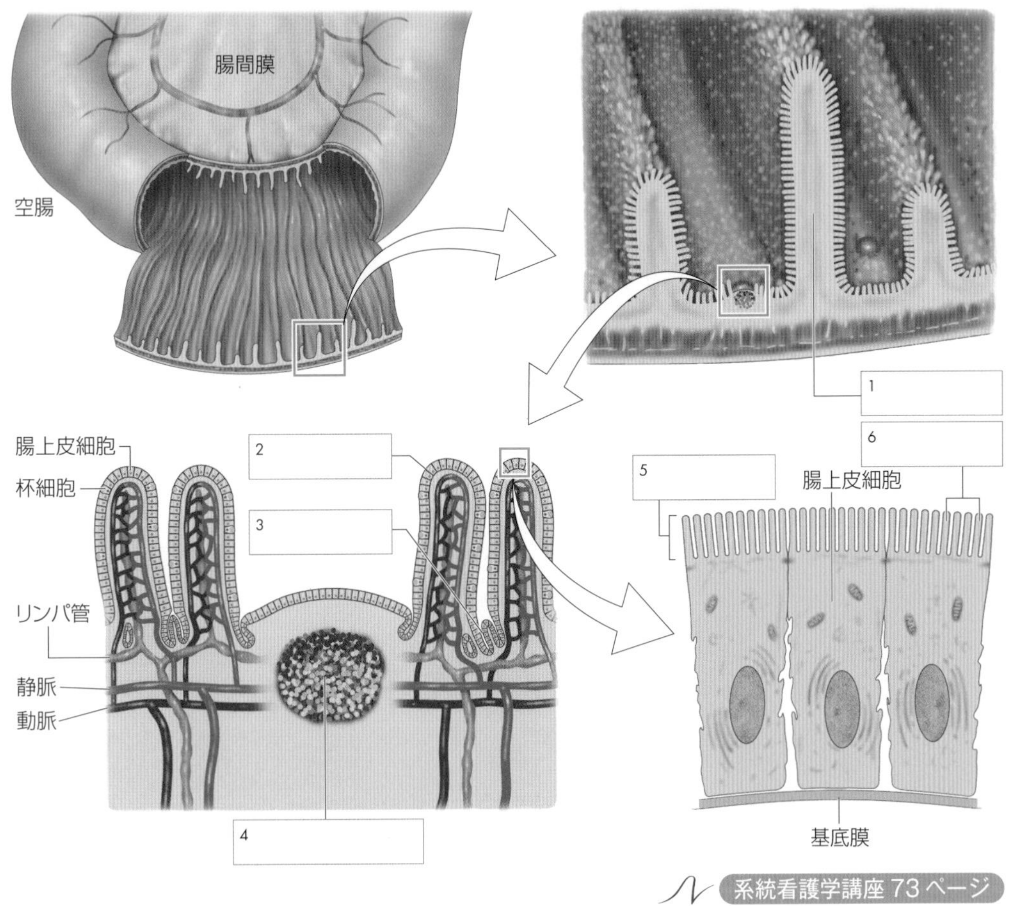

系統看護学講座 73 ページ

問題11 十二指腸における消化を説明した下記の文章の空欄を埋めなさい。

■十二指腸に分泌される(1　　　　)には，酸性の(2　　　　)を中和する(3　　　　)と多くの消化酵素が含まれる。

■十二指腸壁に酸性のかゆ状液が接触すると，十二指腸壁から消化管ホルモンである(4　　　　)が分泌される。(4)は膵臓に作用して(3)に富んだ(1)を分泌させる。

■(1)には，デンプンを分解するα-アミラーゼ，タンパク質を分解する(5　　　　)や(6　　　　)など，脂肪を脂肪酸とモノアシルグリセロールに分解する(7　　　　)などが含まれており，消化・吸収のためには必須の消化液であるといえる。

系統看護学講座 75～76 ページ

問題12 脂肪の消化と吸収を説明した下記の文章の空欄を埋めなさい。

■脂肪は(1　　　　)において(2　　　　)の作用によって(3　　　　)され，膵液中の(4　　　　)の作用により(5　　　　)と(6　　　　)に分解される。

■(5)と(6)，コレステロールなどは(2)の作用によって(7　　　　)とよばれる小滴となって腸上皮細胞に取り込まれる。

■(7)は細胞内において種々の酵素の作用により(8　　　　)となり，その周囲がリポタンパク質で包まれた直径1 μm 以下の(9　　　　)となってリンパ管内に放出される。腸管を経由したリンパは，吸収された脂肪滴である(9)を多量に含むために白くにごっており，(10　　　　)とよばれる。

系統看護学講座 79 ページ

問題 13 糖質・タンパク質・脂肪の消化・吸収を模式的に示した図である。

①⇐は酵素の反応をあらわしている。□ 1～7 に酵素の名称を書きなさい。

②⬚ a～h に物質の名称を書きなさい。

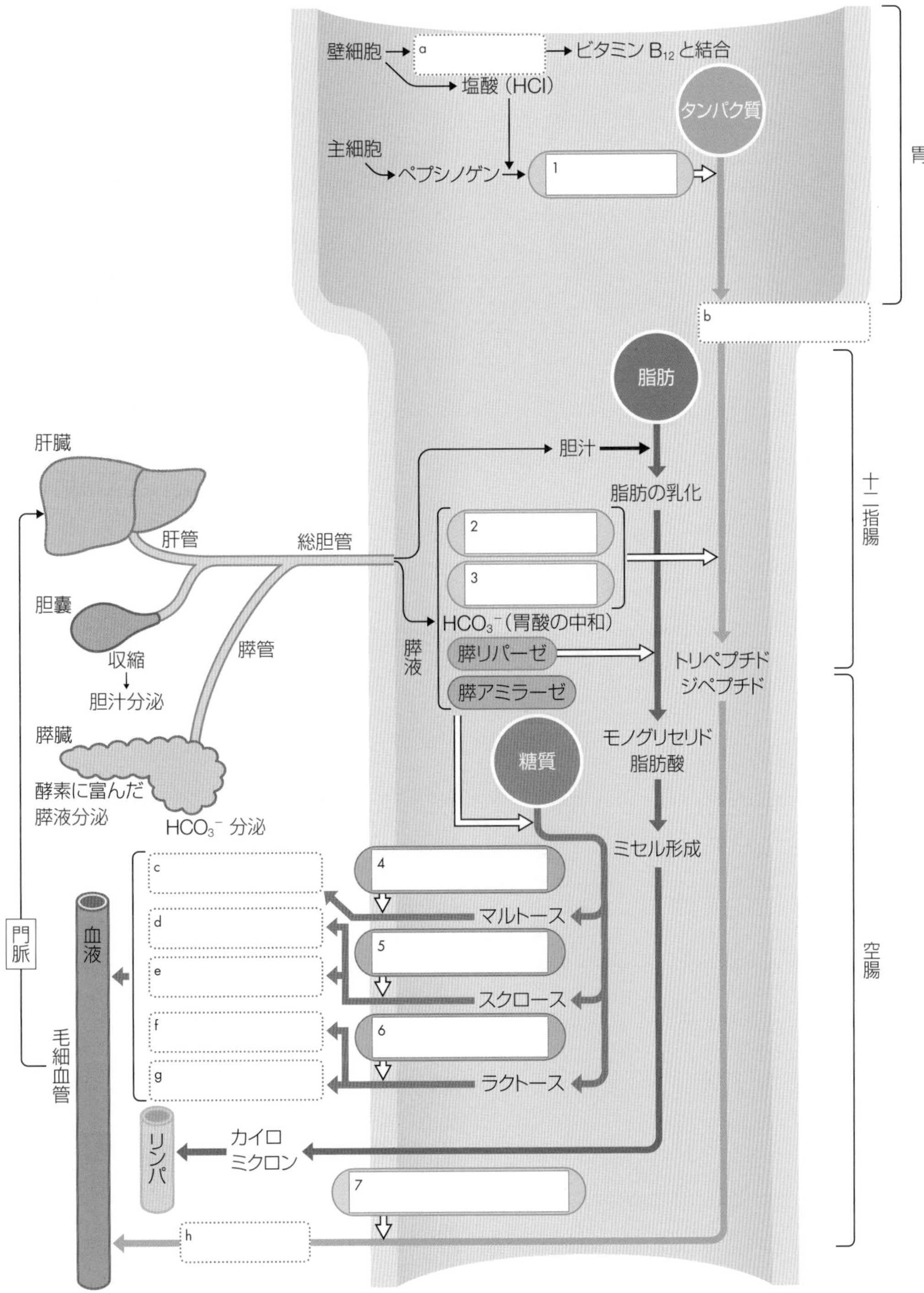

←---は刺激を，←---は抑制を，⇐ は酵素の反応をあらわしている。

系統看護学講座 77 ページ

問題 14 大腸の構造を示した図である。□ 1～12 に各部の名称を書きなさい。

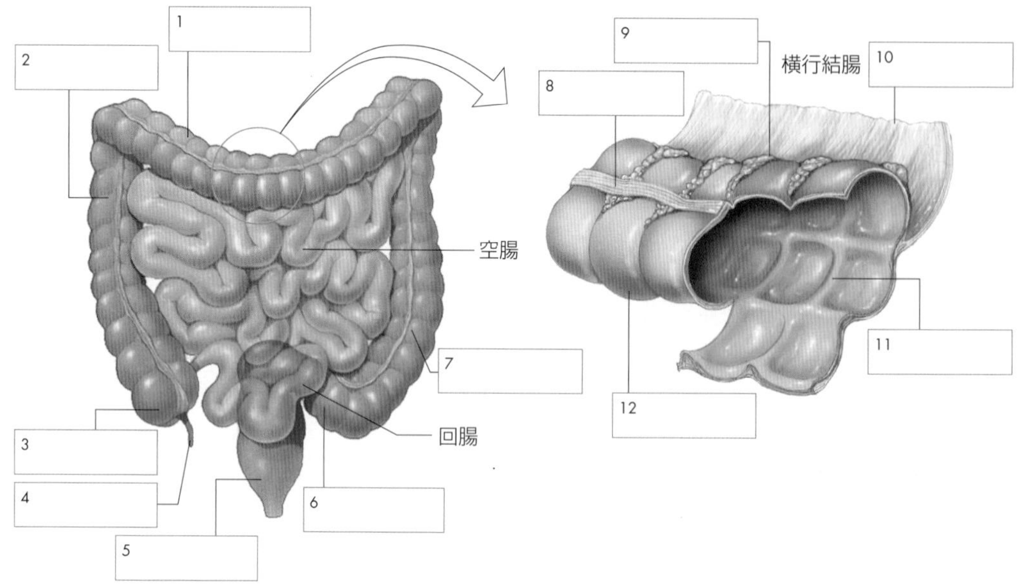

系統看護学講座 81 ページ

問題 15 直腸と肛門の構造を示した図である。□ 1～6 に各部の名称を書きなさい。

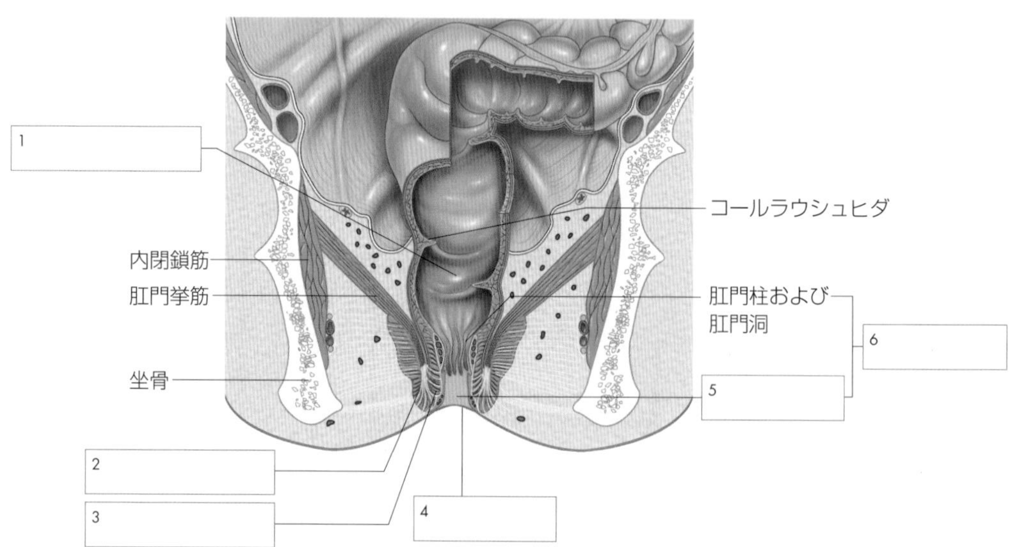

系統看護学講座 82 ページ

問題 16 排便を調節するしくみを模式的に示した図である。

①□ 1，2 に神経の名称を書きなさい。

②排便の準備が整ったとする。⬚ a～c に，収縮・弛緩のいずれかの言葉を書きなさい。

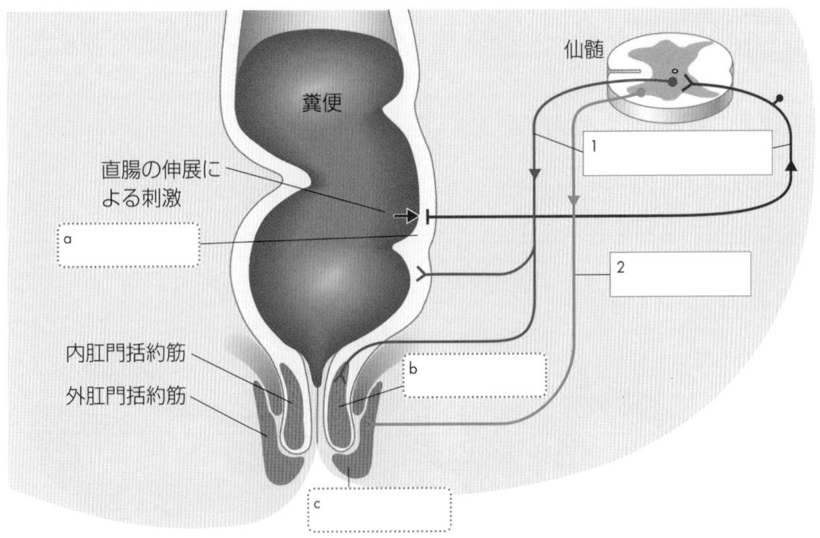

系統看護学講座 84 ページ

解答●6ページ

第3回 栄養の消化と吸収 2
膵臓・肝臓・胆嚢のしくみとはたらき，腹膜

膵臓・肝臓・胆嚢の構造と機能

系統看護学講座 解剖生理学 84〜90ページ

問題 1 膵臓と周囲の構造を示した図である。

①膵臓を３つの部位に分けたときの名称を［　］a〜c に書きなさい。

②［　］1〜7 に各部の名称を書きなさい。

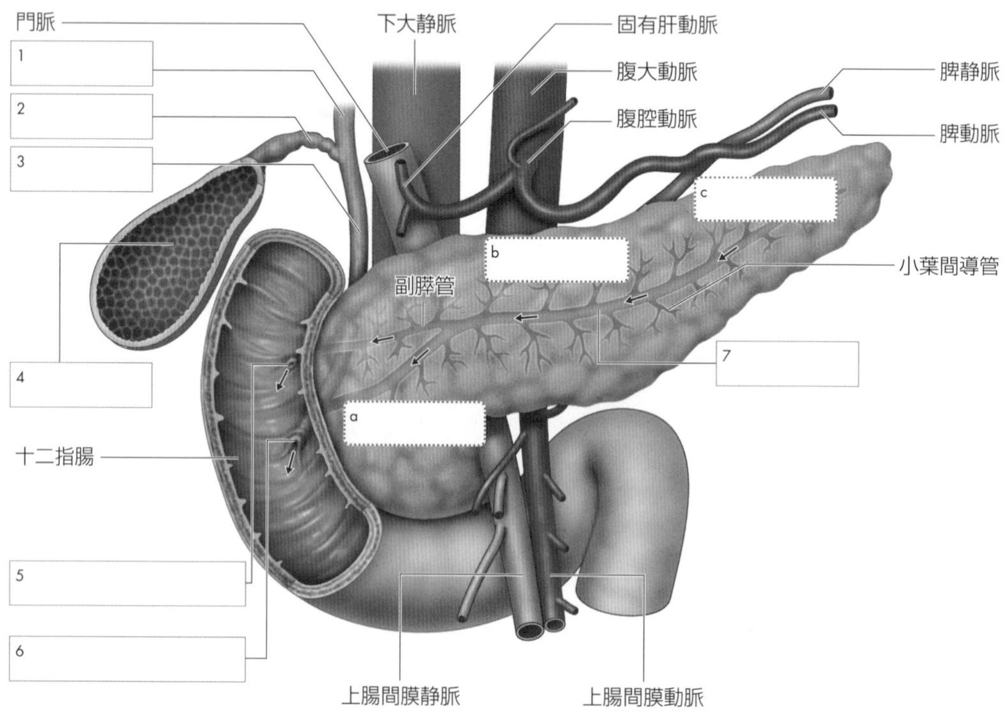

系統看護学講座 85ページ

問題 2 肝臓の構造を示した図である。

①肝臓は 4 つの葉に分けられる。 a~f にそれぞれの名称を書きなさい。

② 1～10 に各部の名称を書きなさい。

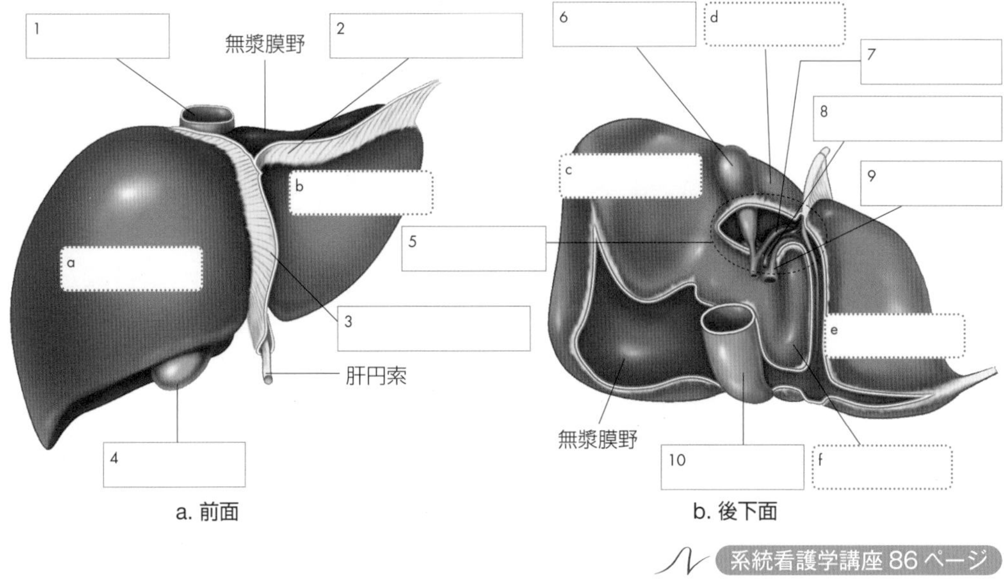

a. 前面　　b. 後下面

系統看護学講座 86 ページ

問題 3 肝臓の組織を示した図である。 1~7 に各部の名称を書きなさい。

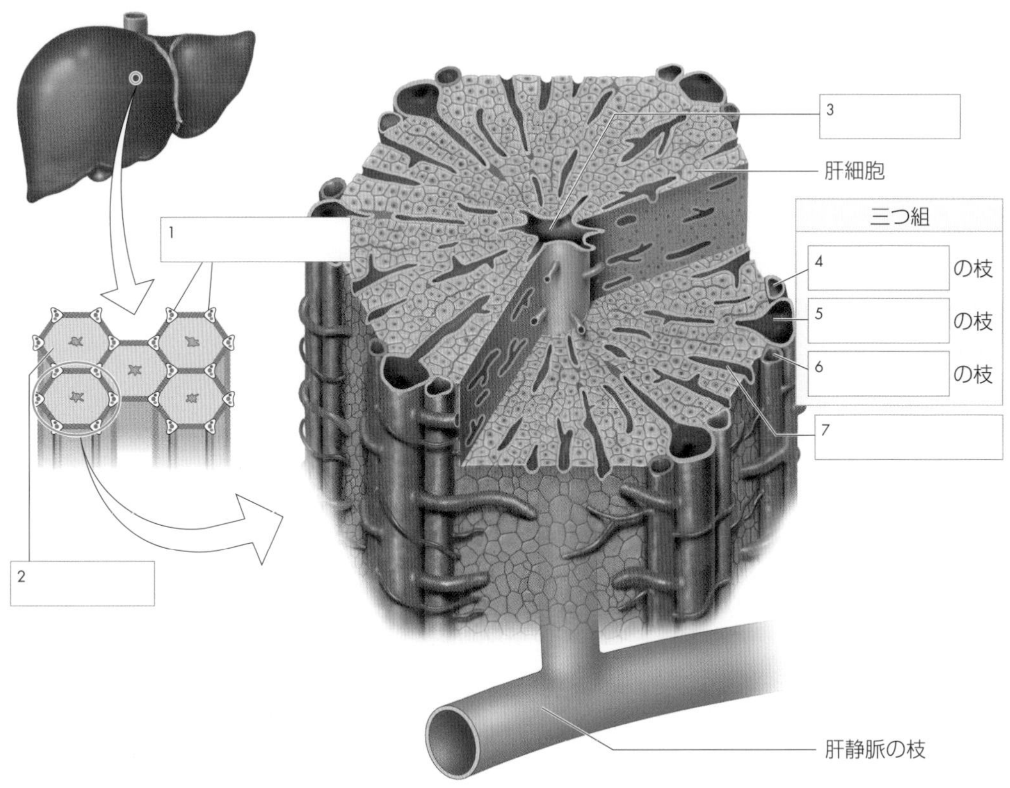

系統看護学講座 87 ページ

問題 4 足側からみた腹部の水平断面である。□ 1～22 に各部の名称を書きなさい。

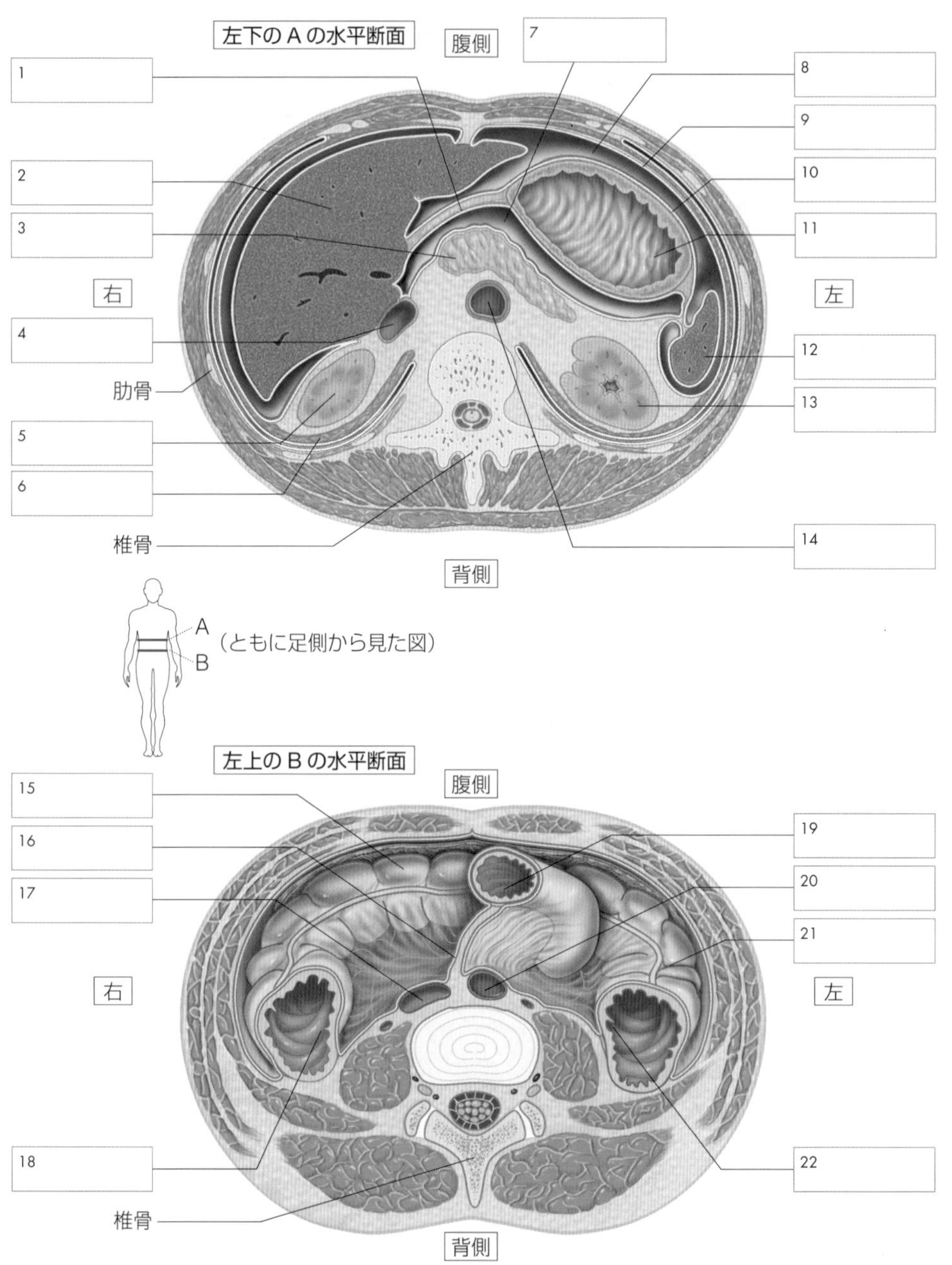

系統看護学講座 91 ページ

問題 5 女性の腹部の正中断面である。［ ］1〜9 に各部の名称を書きなさい。

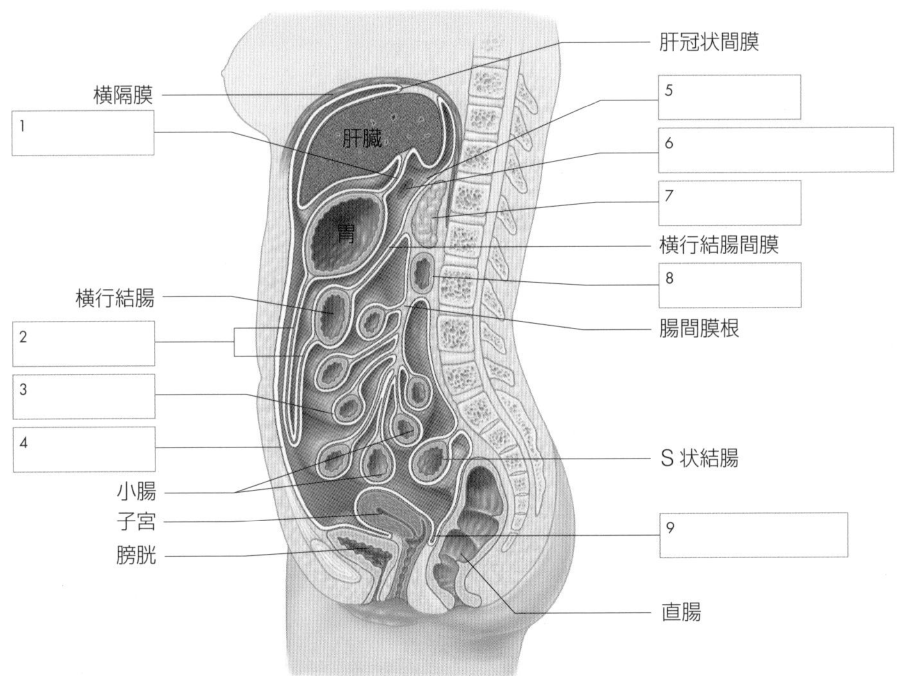

系統看護学講座 92 ページ

問題 6 腹部の内臓は，腹膜との位置関係により分類される。下記の語群を，腹膜内器官・後腹膜器官に分け，解答欄に書きなさい。

語群

胃・十二指腸・空腸・回腸・上行結腸・下行結腸・肝臓・膵臓・腎臓・副腎

腹膜内器官	(1)
後腹膜器官	(2)

系統看護学講座 93 ページ

解答●6ページ

第4回 呼吸と血液のはたらき 1

呼吸器のしくみ

呼吸器の構造

系統看護学講座 解剖生理学 97～107ページ

問題1 呼吸器系の概観を示した図である。

①[ ] 1～7 に各部の名称を書きなさい。

②気道を2つに分けたときの名称を[ ] a，b に書きなさい。

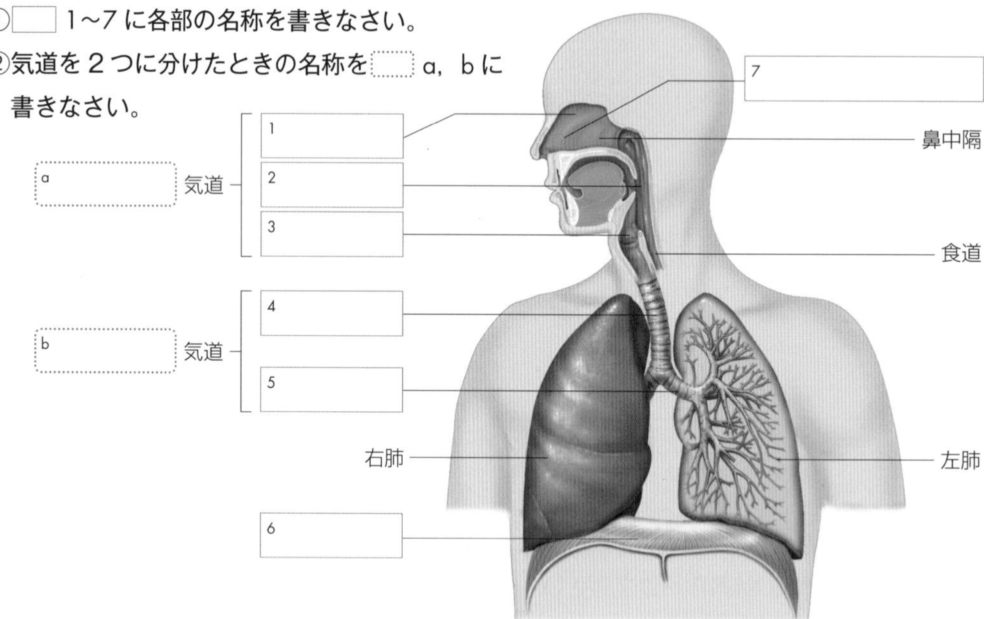

系統看護学講座 98ページ

問題2 鼻腔周辺の構造を示した図である。

①[ ] 1～4 に副鼻腔の名称を書きなさい。

②[ ] a, b に各部の名称を書きなさい。

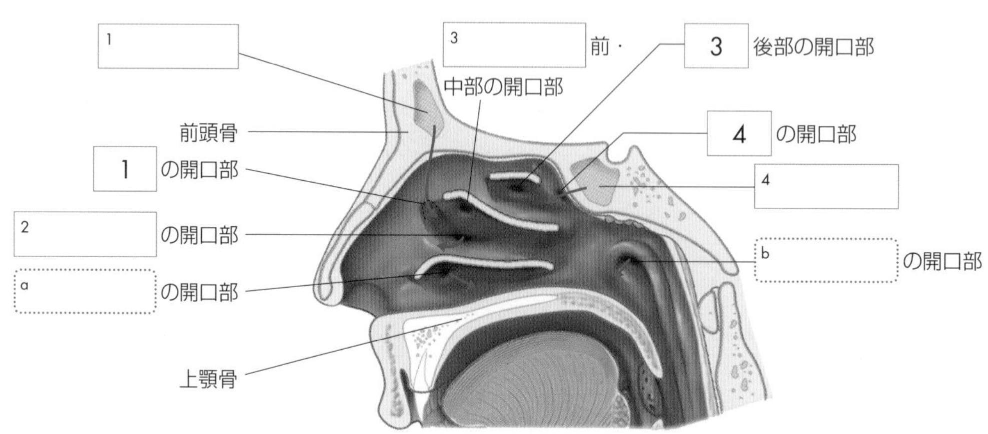

系統看護学講座 100ページ

問題 3 喉頭の構造を示した図である。

①□ 1～5 に喉頭の軟骨の名称を書きなさい。

②⬚ a～f に各部の名称を書きなさい。

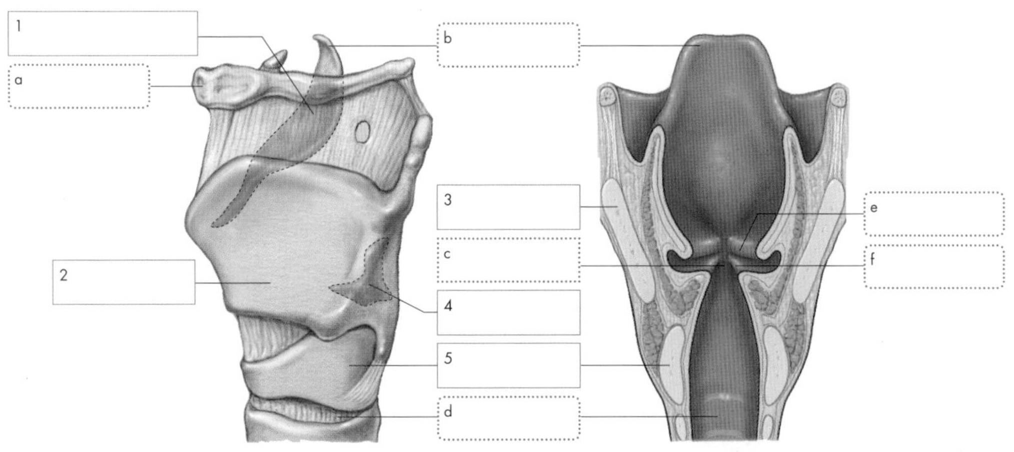

a. 左側面から見たところ　　b. 後面から見た断面

系統看護学講座 101 ページ

問題 4 声帯の構造を上から見たときの図である。

①□ 1～4 に各部の名称を書きなさい。

②安静呼吸時・発声時を示しているのは，それぞれどちらの図か。⬚ a，b に書きなさい。

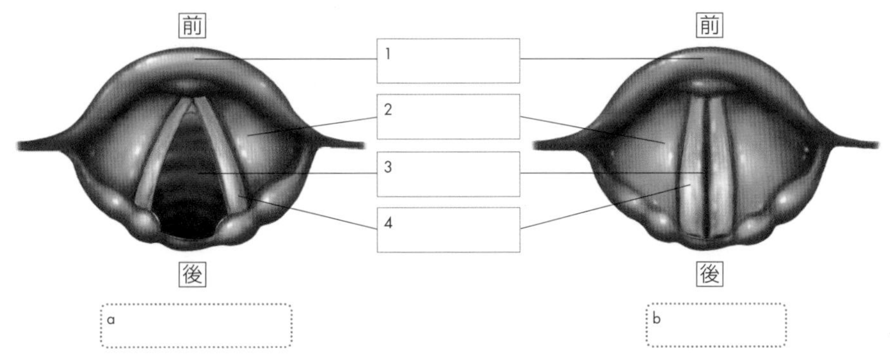

系統看護学講座 101 ページ

問題 5 気管・気管支の構造を示した図である。□ 1～11 に各部の名称を書きなさい。

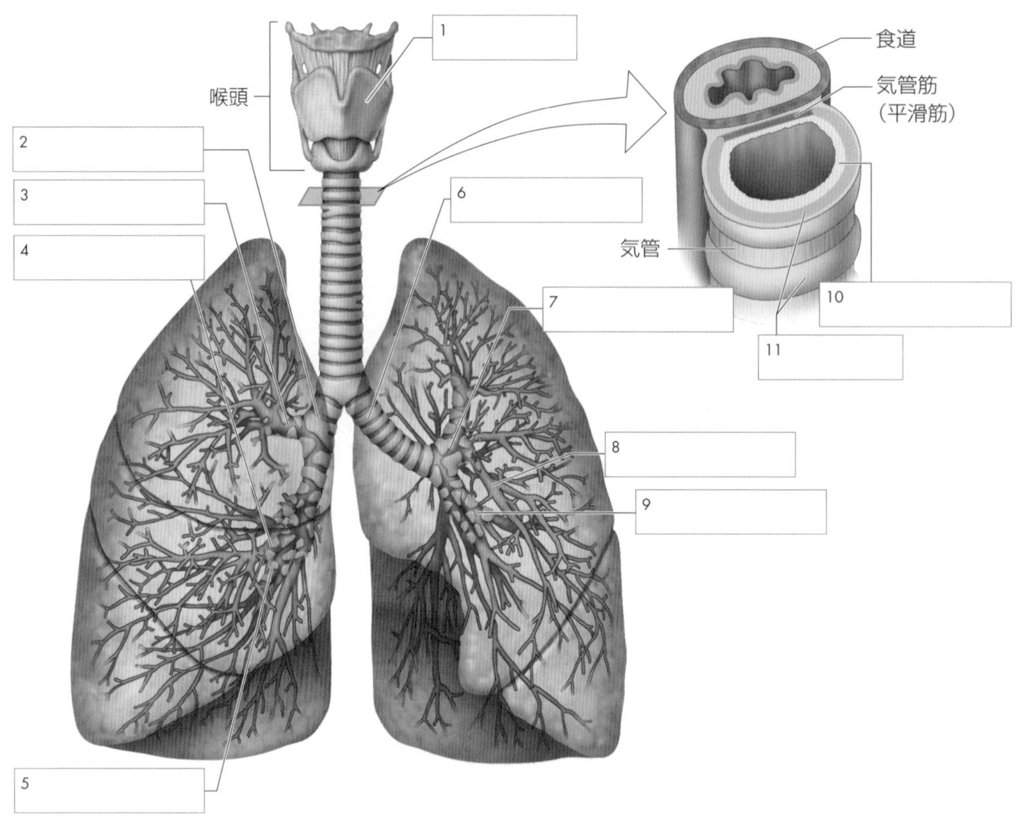

系統看護学講座 103 ページ

問題 6 肺の構造を示した図である。□ 1～7 に各部の名称を書きなさい。

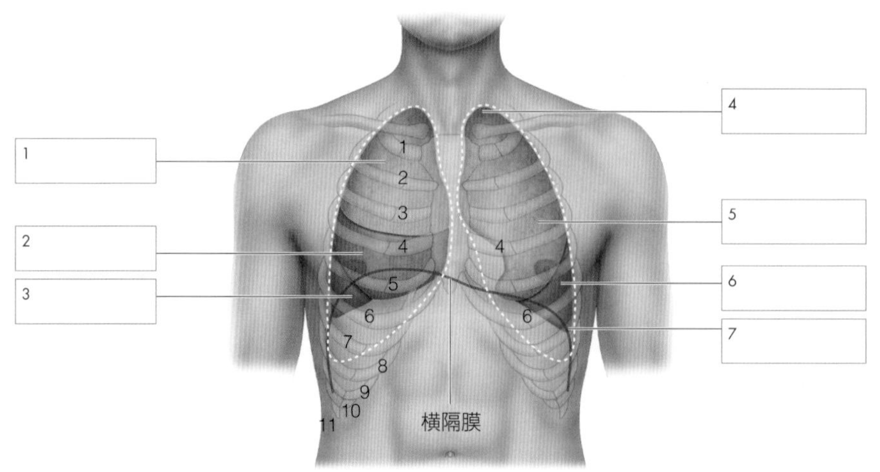

系統看護学講座 104 ページ

問題7 肺胞の構造を示した図である。□ 1〜5 に各部の名称を書きなさい。

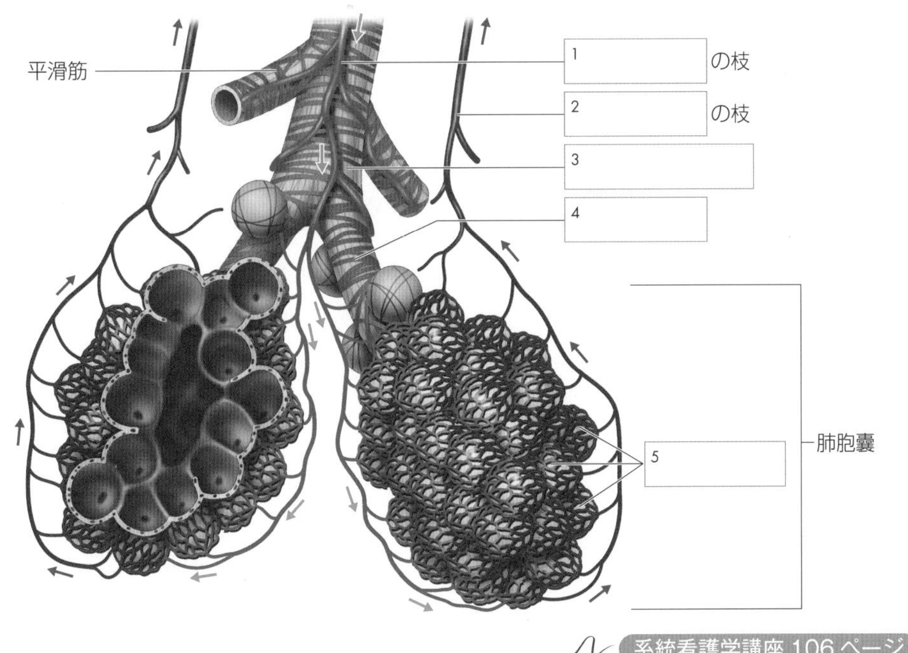

系統看護学講座 106 ページ

問題8 胸膜と縦隔の構造を示した図である。

① □ 1〜7 に各部の名称を書きなさい。

② b の図の □ a，b に，「右」「左」のいずれか適切なほうを書きなさい。

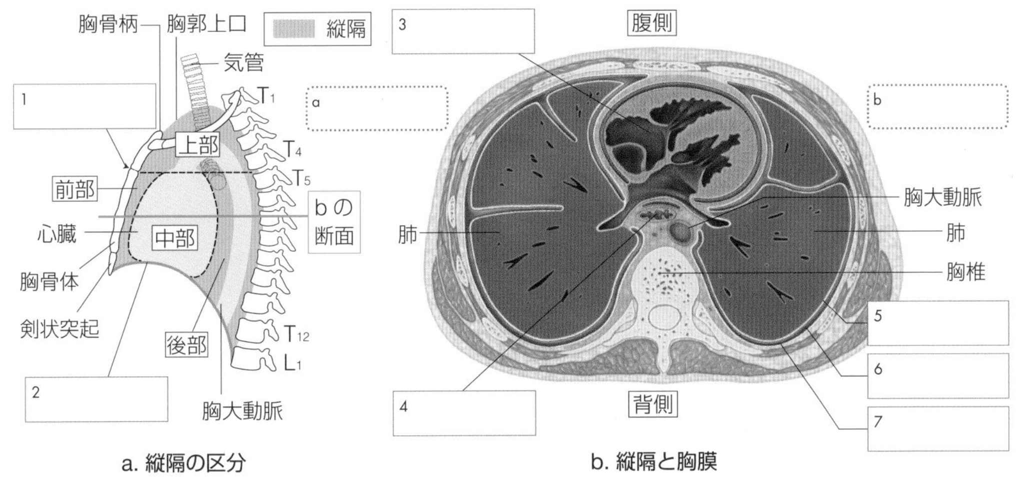

a. 縦隔の区分

b. 縦隔と胸膜

系統看護学講座 107 ページ

解答●7~8ページ

第5回 呼吸と血液のはたらき 2

呼吸・血液のしくみとはたらき

呼吸

系統看護学講座 解剖生理学 108~126ページ

問題1 呼吸について説明した下記の文章の空欄を埋めなさい。

■外気から(1　　　　)を血液中に取り込み，体内で発生した(2　　　　)を血液中から体外へ排出するはたらきを(3　　　　)呼吸という。呼吸によって出入りする(　1　)と(　2　)をまとめて(4　　　　)とよび，これらが交換されることを(5　　　　)という。

■肺を経た血液は末梢に達し，毛細血管に入って，体組織との間で(　5　)を行う。(　1　)は血液中から出て組織の細胞に取り込まれ，細胞の代謝の結果生じた(　2　)は細胞から出て血液中に移動する。末梢におけるこのような(　5　)を(6　　　　)呼吸という。

系統看護学講座 108ページ

問題2 呼吸のメカニズムを示した図と文章である。

①呼吸のメカニズムは，下図のようなモデルで考えると理解しやすい。図を見ながら，下記の文章の空欄を埋めなさい。

■人体ではゴム膜に相当する(1　　　　)が下がり，ビンの内部に相当する(2　　　　)が陰圧となり，風船に相当する(3　　　　)に空気が流入する。これが(4　　　　)である。

■(5　　　　)は，ゴム膜を引っぱっていた手を放したときと同様に，これらの筋が(6　　　　)することで生じる胸郭の弾性および(7　　　　)により，受動的におこる。

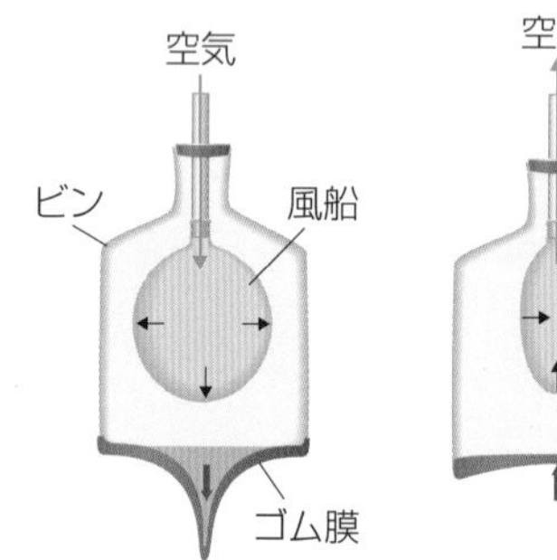

② a. 吸息時と b. 呼息時の横隔膜と肺を描きなさい。

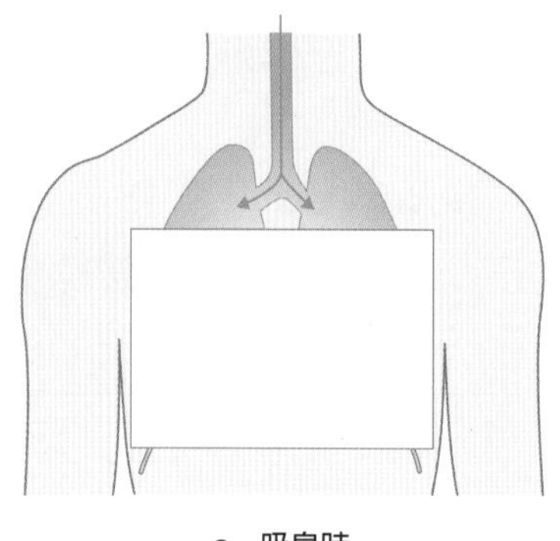

a. 吸息時

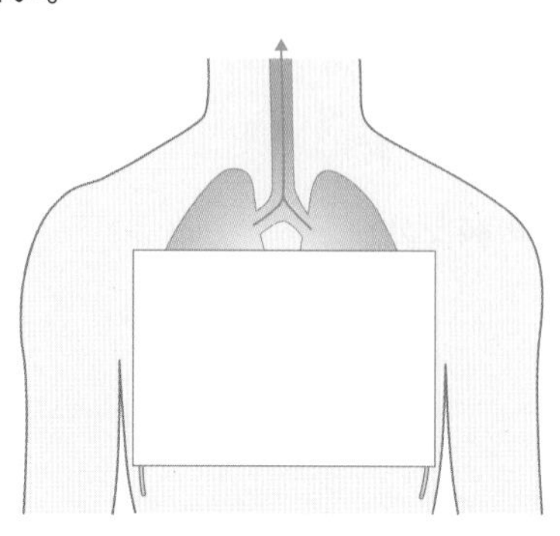

b. 呼息時

系統看護学講座 110~112ページ

問題3 呼吸気量を示した図である。

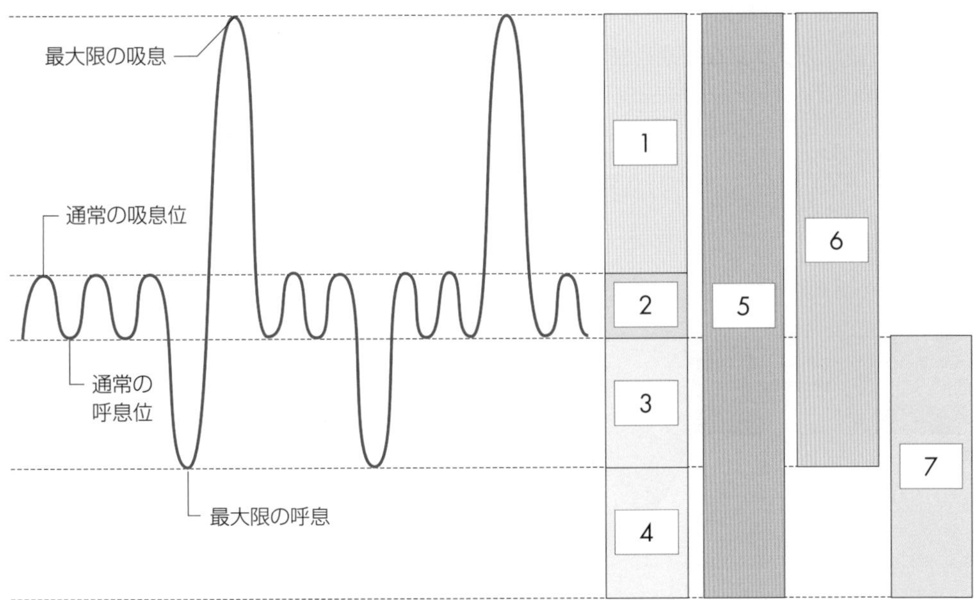

①上の図の□1〜7 について，下の表に呼吸気量にかかわる名称を書きなさい。

	名称	標準値の例
1	(1)	約 2 L
2	(2)	約 0.5 L
3	(3)	約 1 L
4	(4)	約 1 L

	名称	標準値の例
5	(5)	約 4.5 L
6	(6)	約 3.5 L
7	(7)	約 2 L

②下記の文章の空欄を埋めなさい。数値は，①の表の標準値の例を用いて計算しなさい。

■肺胞換気量＝(8)－(9)である。(9)を 0.15 L とすると，肺胞換気量は(10) L である。

■毎分肺胞換気量＝肺胞換気量×(11)である。

■肺活量＝(12)＋(8)＋(13)である。

■肺活量は通常は(14)，(15)，(16)を考慮した計算式から予測肺活量を求め，計測された個人の肺活量が予測肺活量の何％かであらわす(17)で評価する。(17)は(18)以上が正常とされる。

系統看護学講座 113〜115 ページ

問題 4 肺胞におけるガス交換を模式的に示した図と，ガス交換に伴うガス分圧の変化を示したグラフである。

① ☐ 1～6 に適切な数値を書きなさい。

② P_{CO_2} と P_{O_2} のグラフを完成させなさい。

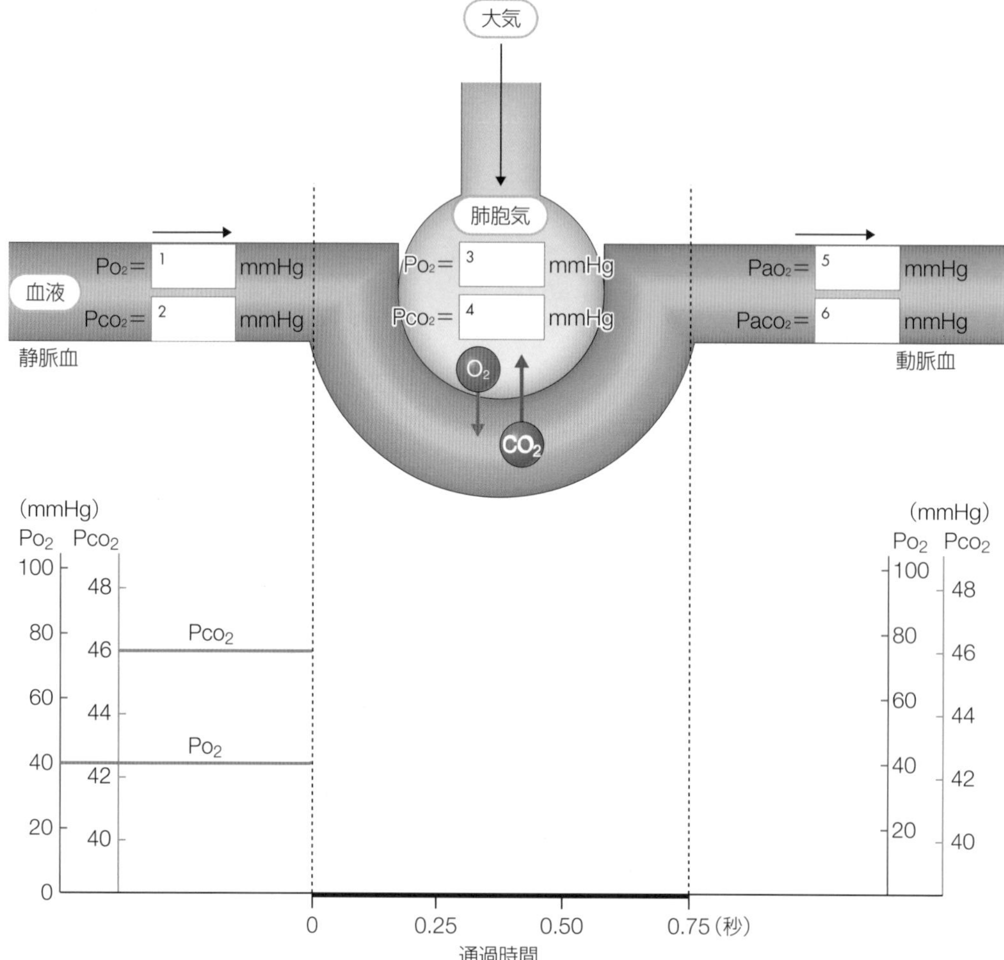

系統看護学講座 117 ページ

問題 5 呼吸運動の調節について説明した下記の文章の空欄を埋めなさい。

■ ([1]　　　　　)中枢は，延髄の腹側部と背側部に存在する。さらに延髄より上の([2]　　　　　)にも呼吸性ニューロン群があり，呼吸のパターンを微妙に変化させている。

■延髄の(1)中枢の近傍に存在する([3]　　　　　)は，動脈血の([4]　　　　　)が上昇して脳脊髄液の pH が低下すると，興奮して呼吸中枢を刺激し，呼吸の深さと回数を促進させる。

■末梢の化学受容器としてはたらくのは，([5]　　　　　)と([6]　　　　　)である。これら末梢の化学受容器の特徴は([7]　　　　　)の低下に反応することである。

系統看護学講座 120～121 ページ

問題 6 二酸化炭素の運搬を模式的に示した図である。

①□ 1～6 に適切なイオン式を書きなさい。

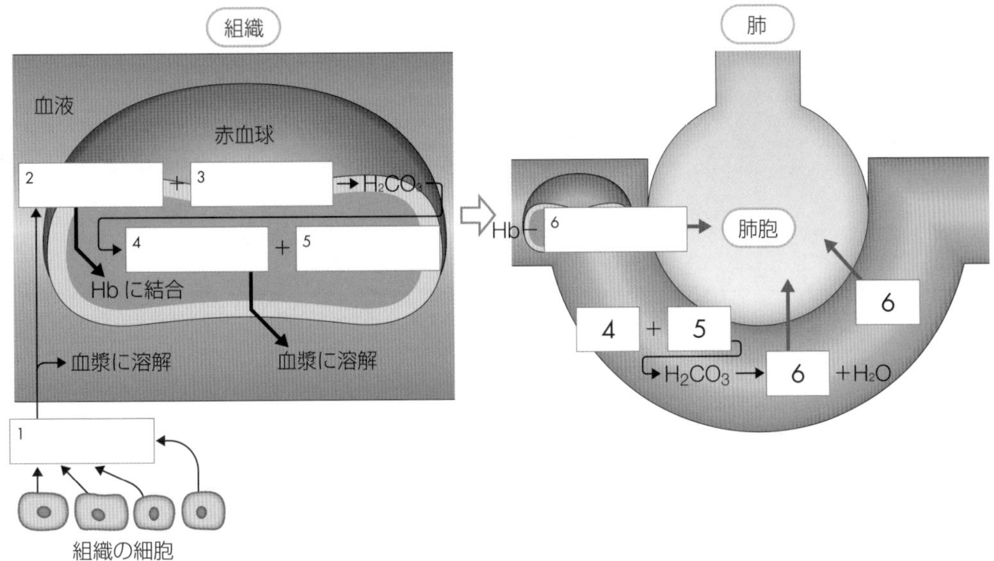

②二酸化炭素の運搬について説明した下記の文章の空欄を埋めなさい。

■組織の細胞による代謝の結果発生した（7　　　　　　）のうち，その約 5%はそのまま（　7　）として血漿に溶解し，約（8　　　　　）%は（9　　　　　　）などのタンパク質に結合する。

■残りの（10　　　　　）%は，（11　　　　　　　　）となり，その 2/3 は血漿に，1/3 は赤血球内に溶解して運ばれる。

系統看護学講座 118～119 ページ

問題 7 正常呼吸と病的呼吸の呼吸パターンを模式的に示した図である。□ 1，2 にそれぞれの呼吸パターンの名称を書きなさい。

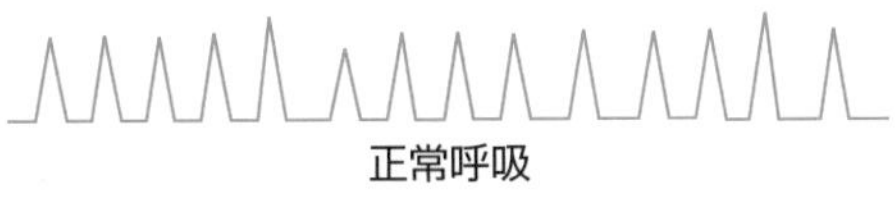
正常呼吸

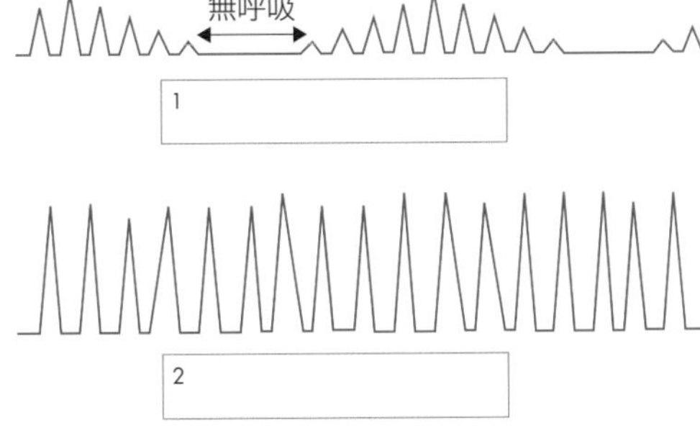

系統看護学講座 123 ページ

5

問題 8 換気障害について説明した下記の表の空欄を埋めなさい。

換気障害の種類	メカニズム	特徴	代表的な疾患名
(1　　　　)	(2　　　　)が狭窄・閉塞する。	呼息時に(2)がより強く圧迫されることによる(3　　　　)の減少。	気管支喘息 慢性閉塞性肺疾患(COPD)
(4　　　　)	(5　　　　)の拡張が妨げられる。	(6　　　　)の減少。	肺線維症 重症筋無力症
混合性換気障害	(1)と(4)の両方の障害を含む。		

系統看護学講座 124～125 ページ

血液

系統看護学講座 解剖生理学 126～147 ページ

問題 9 血液の成分を模式的に示した図である。□ 1～8 に適切な用語を書きなさい。

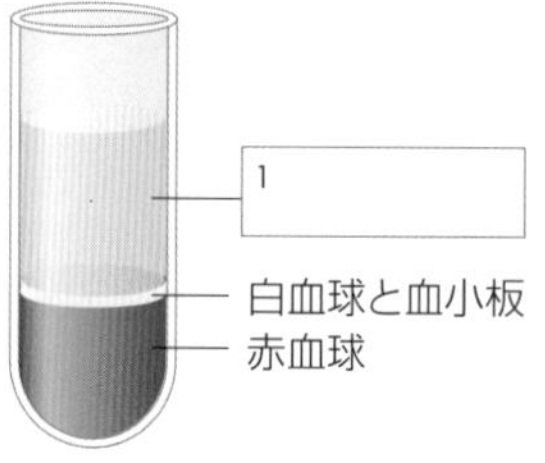

a. 遠心して分離

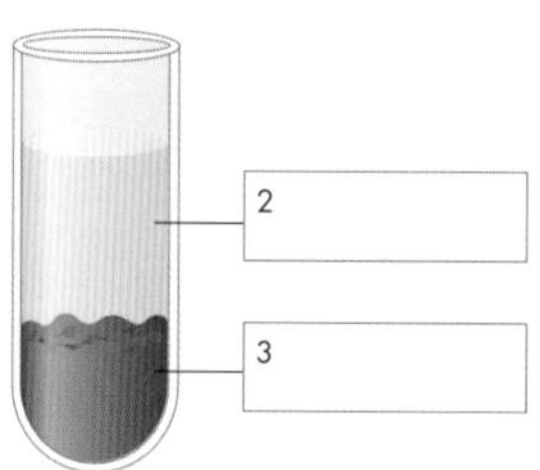

b. そのまま放置

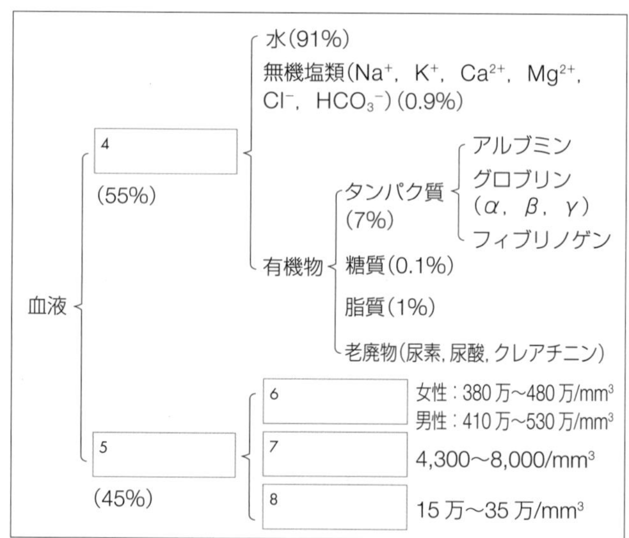

c. 血液の成分

系統看護学講座 127 ページ

問題 10 下記の条件を読み，酸素解離曲線を描きなさい。

・肺の酸素分圧は約 100 mmHg であり，ヘモグロビンの酸素飽和度は 97.5% である。
・末梢の酸素分圧は約 40 mmHg であり，ヘモグロビンの酸素飽和度は 75% である。

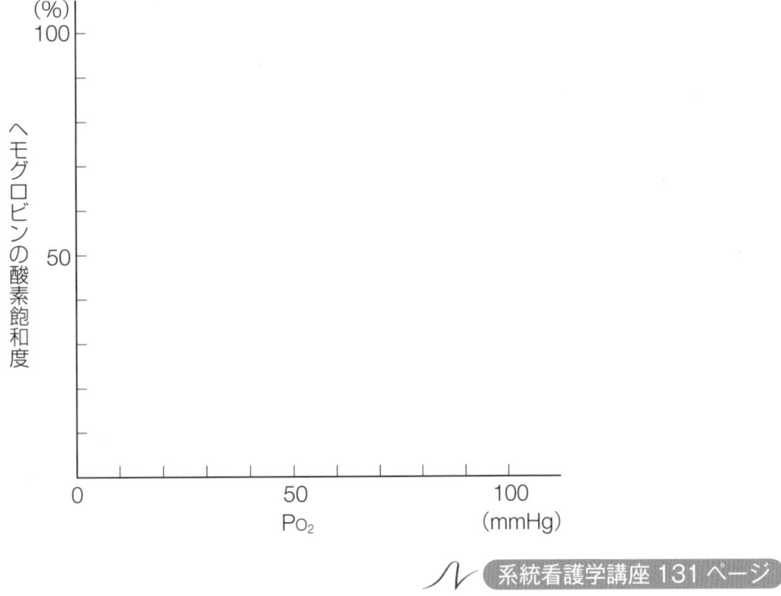

系統看護学講座 131 ページ

問題 11 ビリルビンの腸肝循環と排泄経路を模式的に示した図である。□ 1～5 に適切な用語を書きなさい。

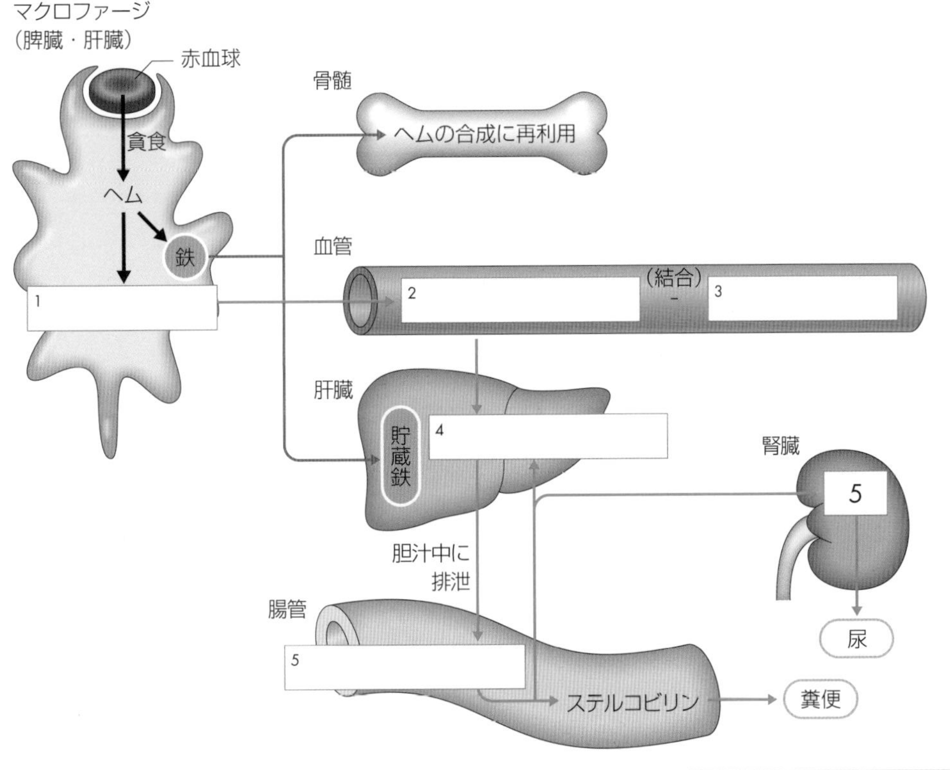

系統看護学講座 134 ページ

問題 12 血液凝固と線維素溶解の過程を模式的に示した図である。□ 1～9 に適切な用語を書きなさい。

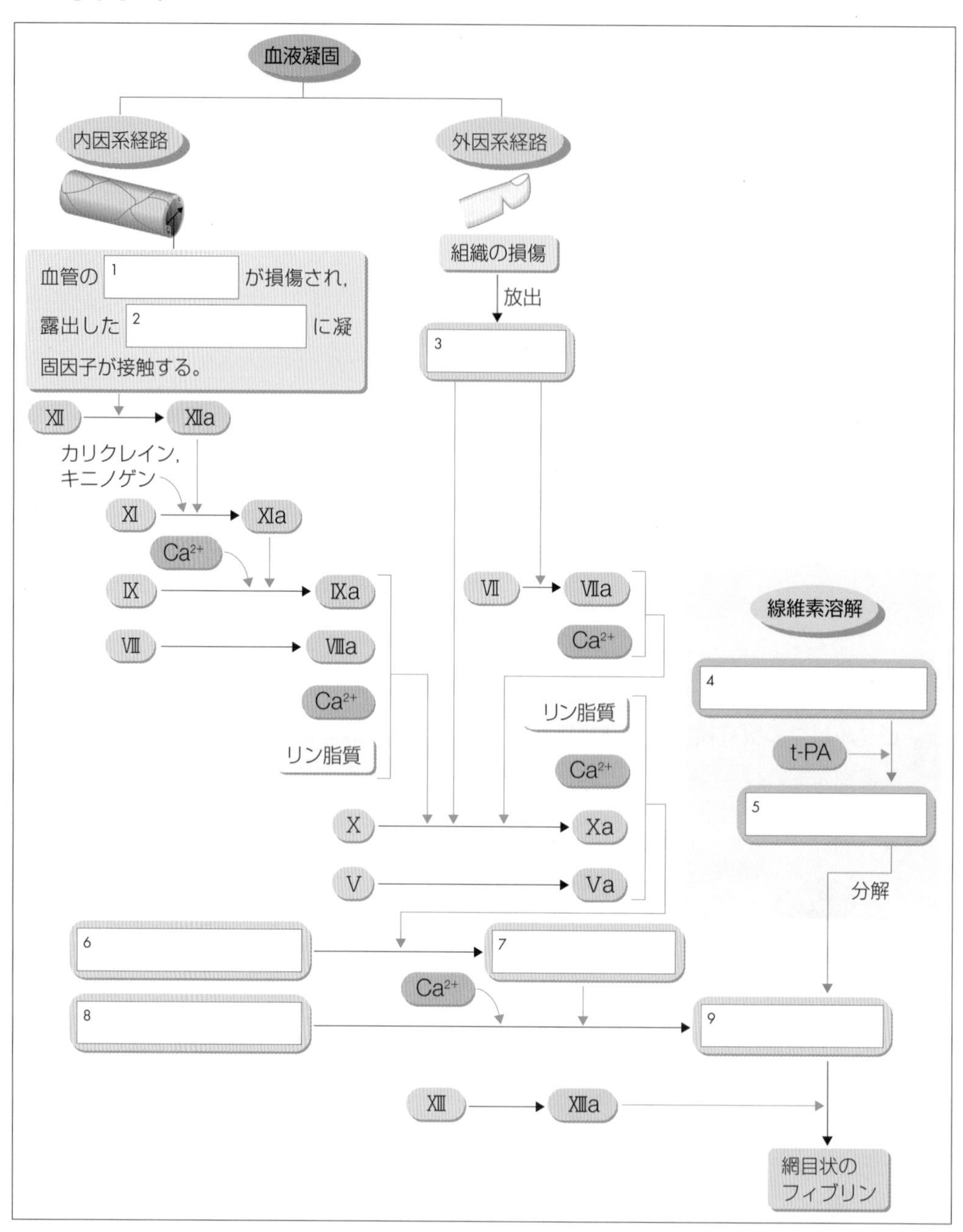

系統看護学講座 143 ページ

問題 13　ABO 式血液型と血清との反応をまとめた表である。

①遺伝子型の列の空欄を埋めなさい。
②凝集原の列の AB 型と O 型の図を参考に，A 型，B 型の凝集原の図を完成させなさい。
③赤血球の凝集の列の A 型の図を参考に，B 型，AB 型，O 型の赤血球の凝集の図を完成させなさい。

血液型	遺伝子型	凝集原	血清中の抗体	赤血球の凝集	
				A 型血清	B 型血清
A	(1　　　)，(2　　　)		抗 B 抗体	B 型血清で凝集	
B	(3　　　)，(4　　　)		抗 A 抗体		
AB	(5　　　)	A 抗原と B 抗原	なし		
O	OO	A 抗原も B 抗原もなし	抗 A 抗体と抗 B 抗体		

赤血球の凝集は，それぞれの血液型の赤血球に抗 B 抗体を含む血清(A 型血清)または抗 A 抗体を含む血清(B 型血清)を反応させた結果を示している。

系統看護学講座 145 ページ

解答●9ページ

第6回 血液の循環とその調節 1

心臓のしくみとはたらき

循環器系の構成

系統看護学講座 解剖生理学 150～152ページ

問題1 循環器系を模式的に示した図である。□1～8に各部の名称を書きなさい。

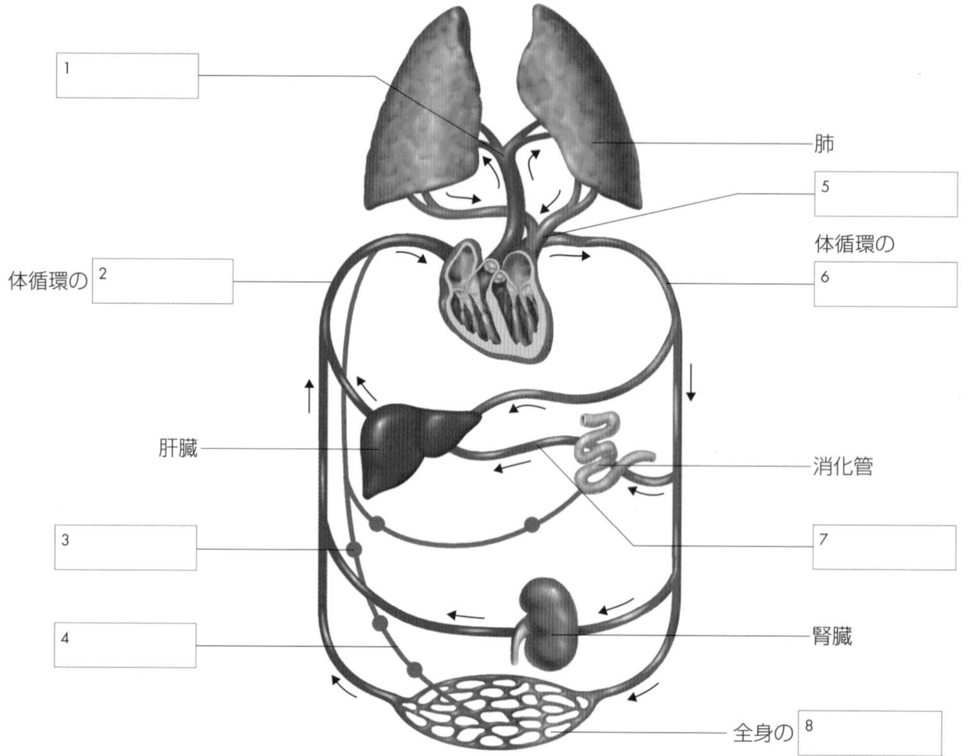

系統看護学講座 151ページ

心臓の構造

系統看護学講座 解剖生理学 152～157 ページ

問題 2 下図に心臓を描き込みなさい。心臓は，図の右に示しているものを参考に模式的に描けばよいが，心臓の向きがわかるように描くこと。

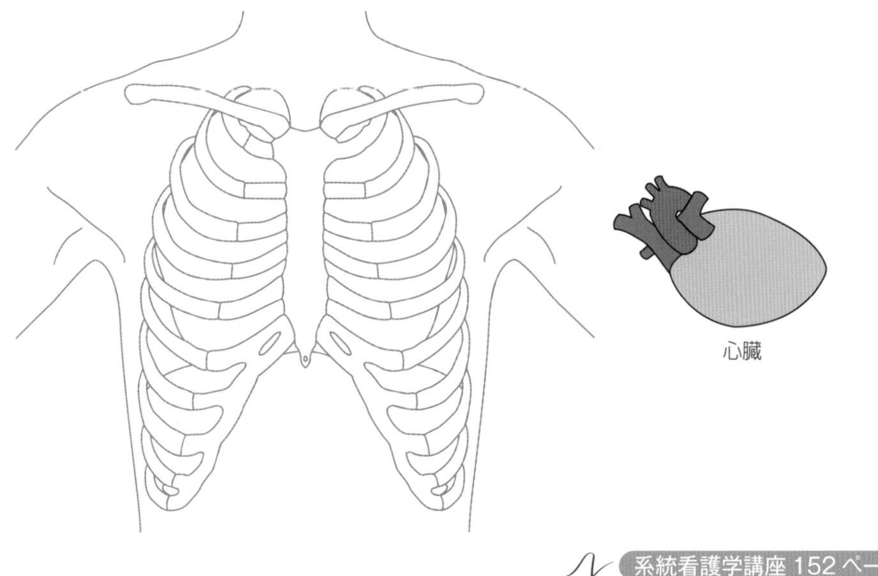

系統看護学講座 152 ページ

問題 3 心臓の構造を示した図である。

① 1～16 に各部の名称を書きなさい。

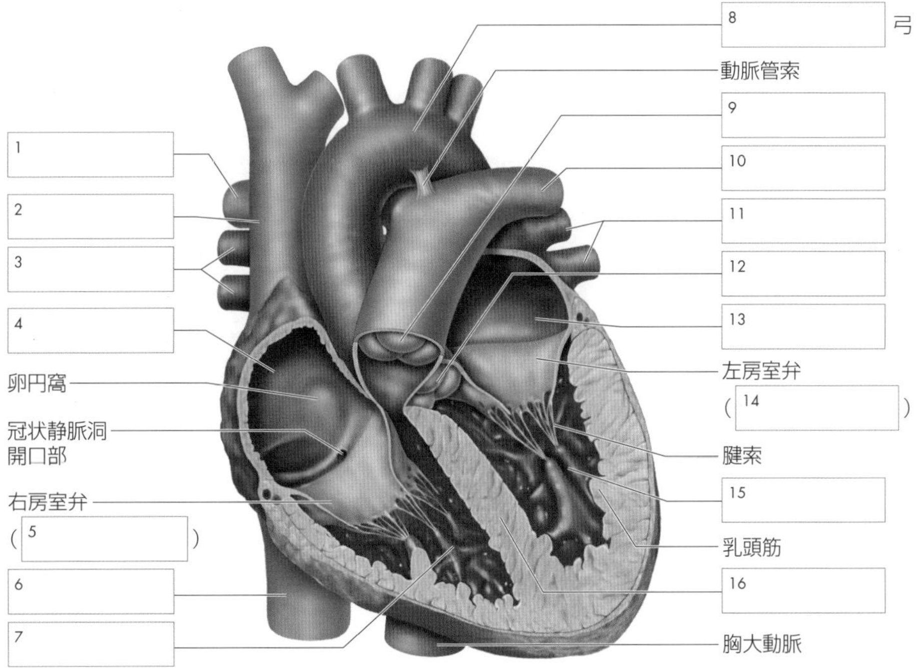

（次ページにつづく）

②血液の流れを，動脈血は赤の矢印，静脈血は青の矢印で下図に書き込みなさい。

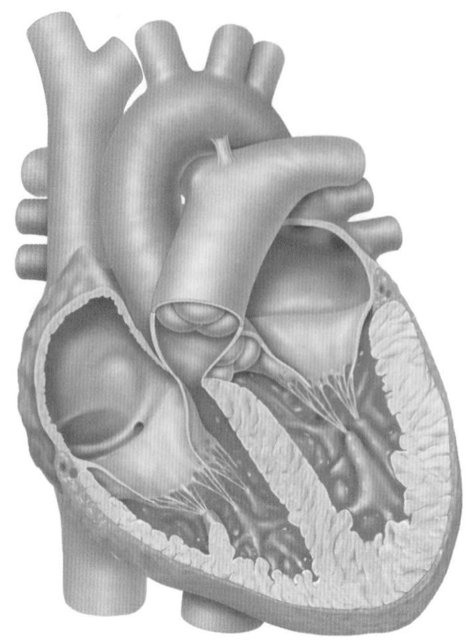

系統看護学講座 153 ページ

問題 4 心臓から心房・肺動脈・大動脈を取り去って，心室を上方から見た図である。□ 1〜9 に各部の名称を書きなさい。

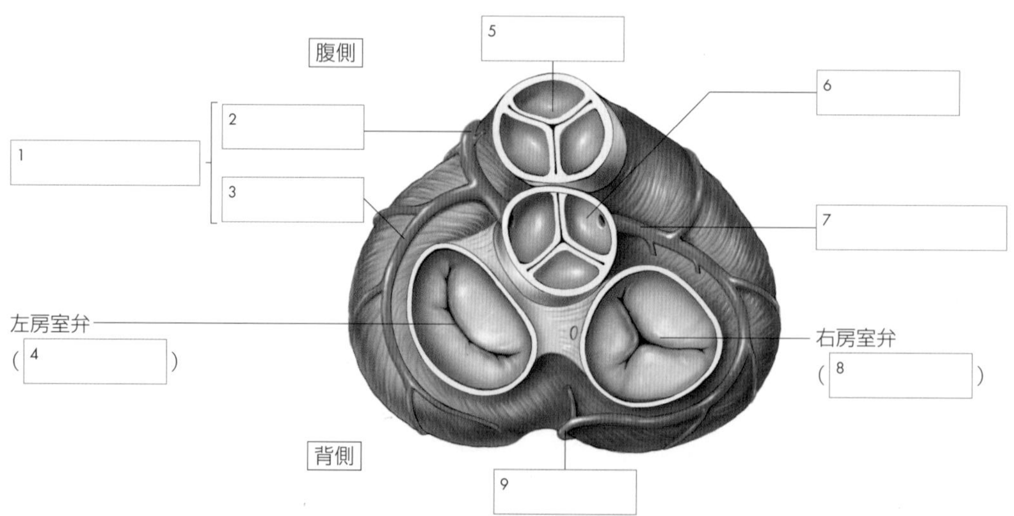

系統看護学講座 154 ページ

問題 5　心臓の血管を示した図である。[ ] 1～5 に各血管の名称を書きなさい。

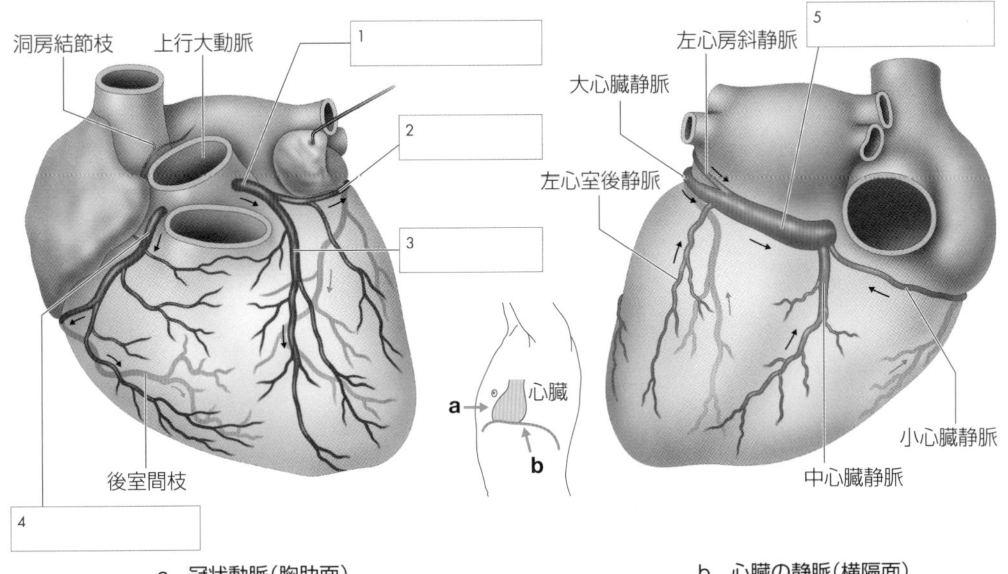

a. 冠状動脈（胸肋面）

b. 心臓の静脈（横隔面）

系統看護学講座 156 ページ

心臓の拍出機能

系統看護学講座 解剖生理学 157～175 ページ

問題 6　心臓の自動性について説明した下記の文章の空欄を埋めなさい。

■心臓の自動性の源となっているのは，上大静脈が右心房に開口する部位に存在する，(1　　　　)とよばれる一群の細胞である。これらの細胞には一定した(2　　　　)がなく，たえず脱分極を続けている。これを(3　　　　)という。

■(　1　)に発した興奮は心房全体に広がり，(4　　　　)の興奮と収縮を引きおこす。右心房下部の中隔付近に(5　　　　)とよばれる特殊な心筋細胞群があり，ここから(6　　　　)を通って興奮が心房から心室へ伝えられる。

系統看護学講座 157～159 ページ

問題 7　心電図と刺激伝導系の関係を示した図である。

①□ 1～6 に各部の名称を書きなさい。

②□ a～g に心電図の波形の名称を書きなさい。

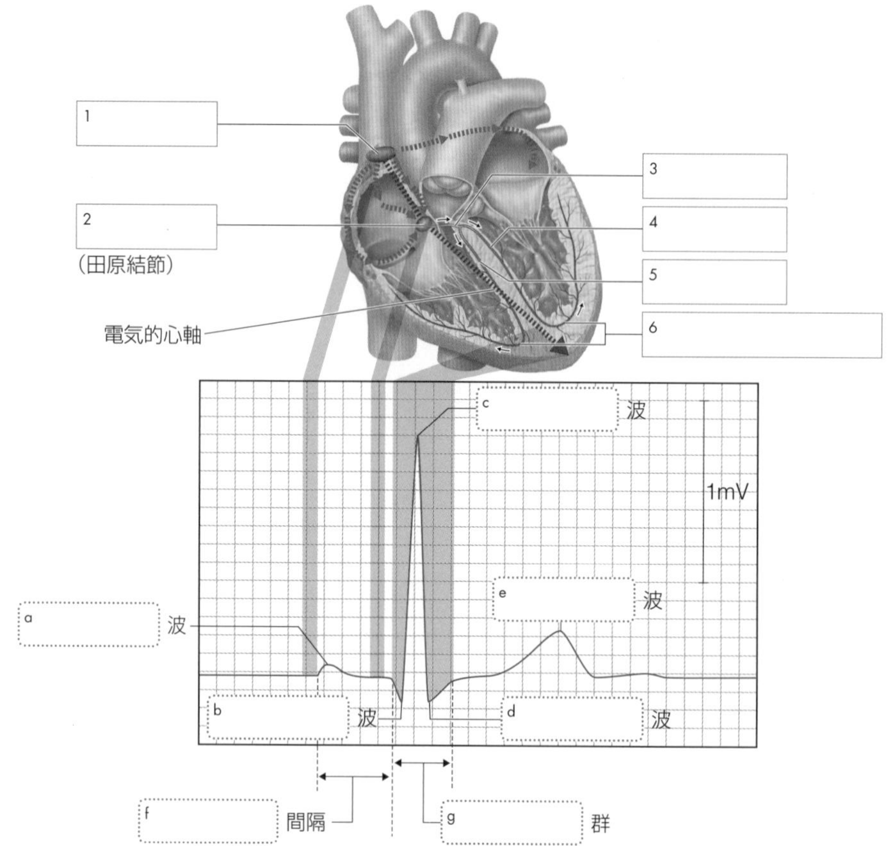

系統看護学講座 158，164 ページ

問題 8　血流は，流量と圧力という 2 つの重要な条件を満足していなくてはならない。

①流量についてまとめた下記の表の空欄を埋めなさい。

血流量	定義	成人のおよその値
1 回心拍出量	左心室または右心室が 1 回（1　　　）したときに，（2　　　）内に拍出される血液量。	安静時で（3　　　）～（4　　　）mL
心拍数	1 分間に（5　　　）が収縮する回数。不整脈がなければ手首の橈骨動脈で触れる（6　　　）に一致する。	安静時は（7　　　）～（8　　　）回/分
心拍出量	1 分間に 1 つの（ 5 ）が拍出する（9　　　）量。	（10　　　）×（11　　　）で求められ，5～7 L/分

②血圧の計算式を答えなさい。

■血圧＝(12　　　　　　)×(13　　　　　　)

系統看護学講座 167～168 ページ

問題 9　心周期と心臓の動きの関係を示した表である。空欄を埋めなさい。

心周期	等容性収縮期	駆出期	等容性弛緩期	充満期		
				急速充満期	緩徐充満期	心房収縮期
動脈弁	閉鎖	(1　　　)	(2　　　)	(3　　　)	閉鎖	閉鎖
心室	左右の心室が(4　　　)を開始し，心室内圧が上昇する。	心室内圧が(5　　　)よりも高くなった瞬間に動脈弁が(6　　　)し，血液は動脈へ拍出される。	心室内圧が(7　　　)よりも低くなった直後に動脈弁が(8　　　)し，心室筋の弛緩により内圧は急激に低下する。	心室は(9　　　)を続け，血液を心房から吸引する。	心室筋の(10　　　)は終わるが，心房からの血液流入が続く。	
房室弁	(11　　　)	(12　　　)	(13　　　)	(14　　　)	(15　　　)	(16　　　)
心房	心室の収縮に押されて内圧がわずかに上昇する。	弛緩し，静脈から血液が心房内へ流入する。		心房は弛緩したままで，心室の拡張により血液は心房から心室へと流出する。		心房は収縮し，血液を心室へと拍出する。
模式図	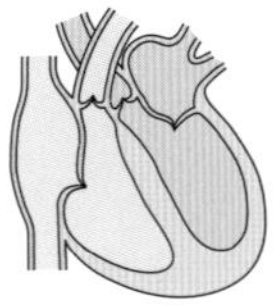	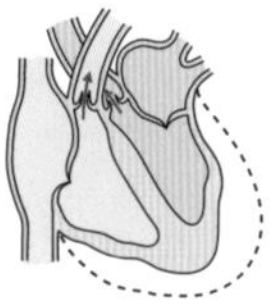	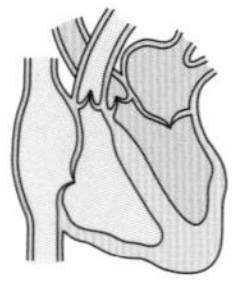	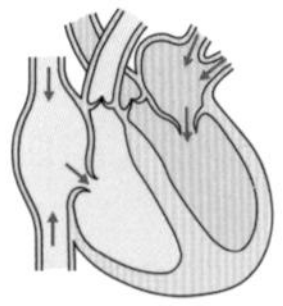		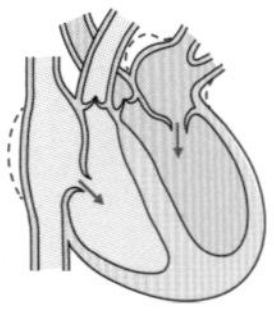

系統看護学講座 169～170 ページ

解答●10ページ

第7回 血液の循環とその調節2
血管・リンパ管

末梢循環系の構造

系統看護学講座 解剖生理学 175〜187ページ

問題1 血管の構造を示した図である。

①a〜cに血管の名称を書きなさい。
②1〜10に各部の名称を書きなさい。

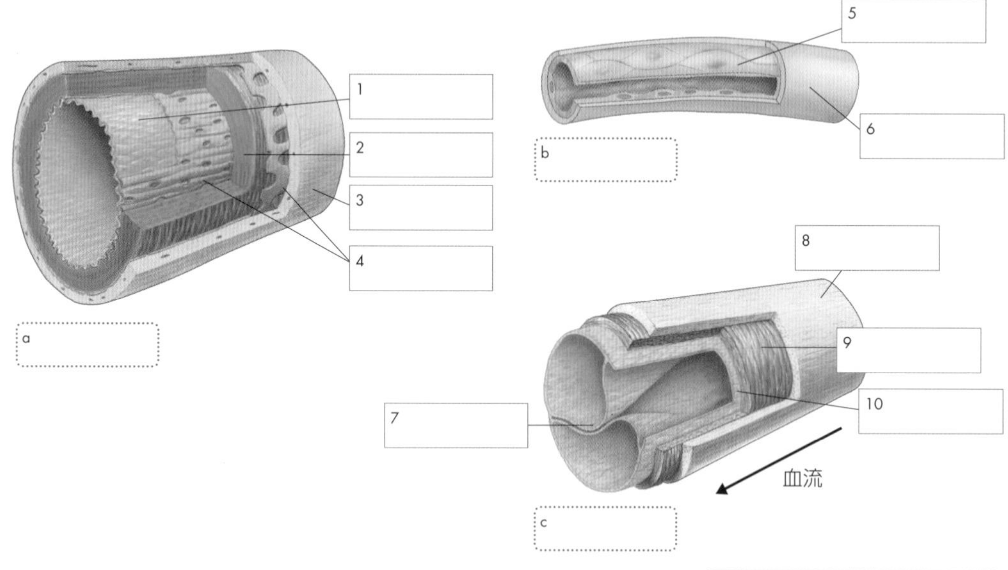

系統看護学講座 176ページ

問題2 血行を保証するしくみを説明した下記の文章の空欄を埋めなさい。

■動脈の細い枝は，互いに(1　　　　)していることが多く，一部の枝がふさがっても，ほかの枝から血液がまわって，血行を保証している。

■(1)を利用してできたわき道の循環を(2　　　　)という。

■これに対し，一部の臓器，たとえば肺・心臓・腎臓・脳などの動脈は，動脈枝間の(1)が乏しく，(3　　　　)とよばれる。

■動脈枝と静脈枝とが(4　　　　)を経ずにつながる場所を(5　　　　)とよぶ。

系統看護学講座 177〜178ページ

問題 3 全身の動脈系を示した図である。□ 1～26 に各動脈の名称を書きなさい。

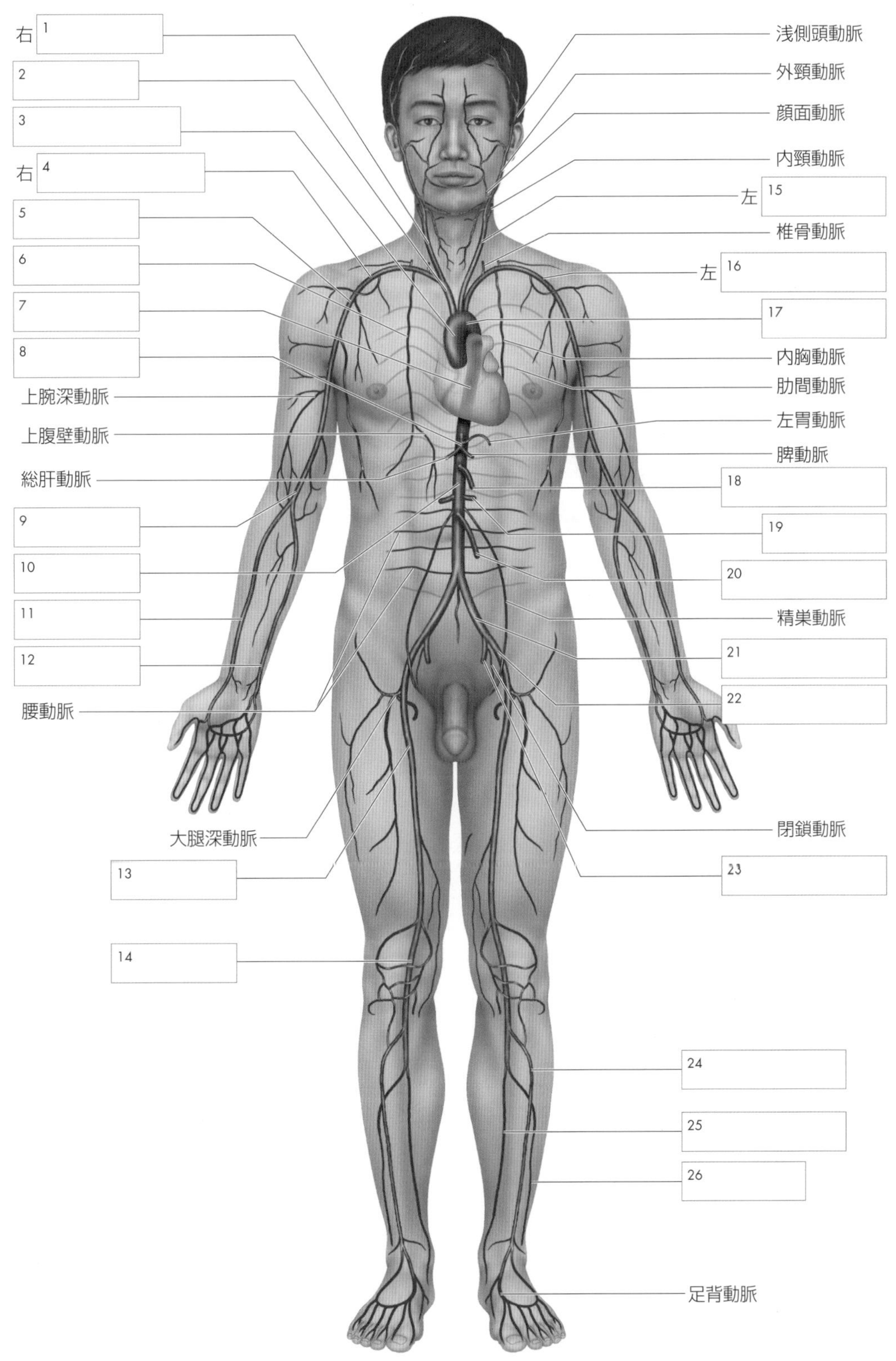

系統看護学講座 179 ページ

問題 4 脳に血液を送る動脈を示した図である。[ ] 1～22 に各動脈の名称を書きなさい。

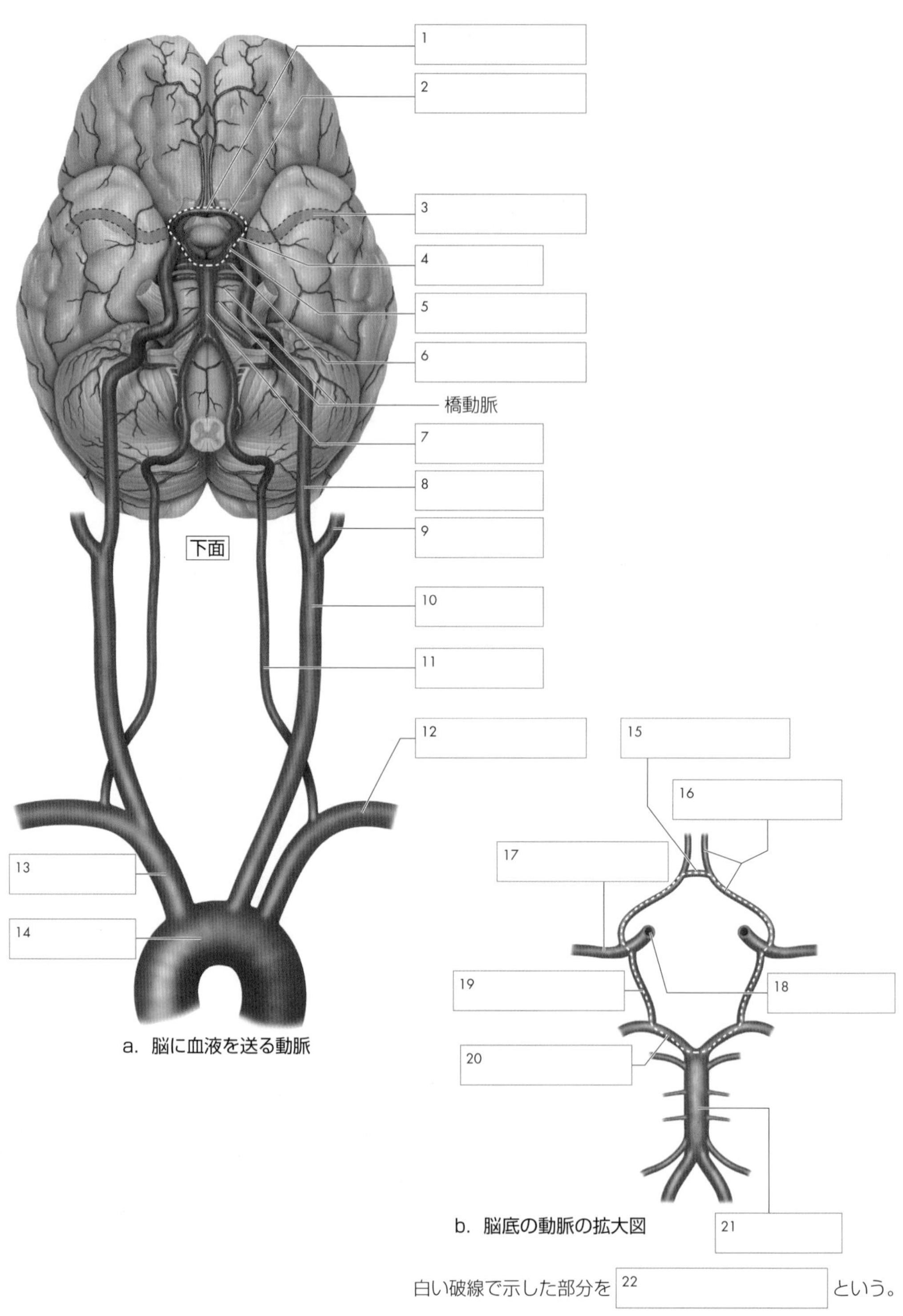

a. 脳に血液を送る動脈

b. 脳底の動脈の拡大図

白い破線で示した部分を 22 という。

系統看護学講座 181 ページ

問題 5 腹部消化器への動脈を示した図である。[ ] 1～9 に各動脈の名称を書きなさい。

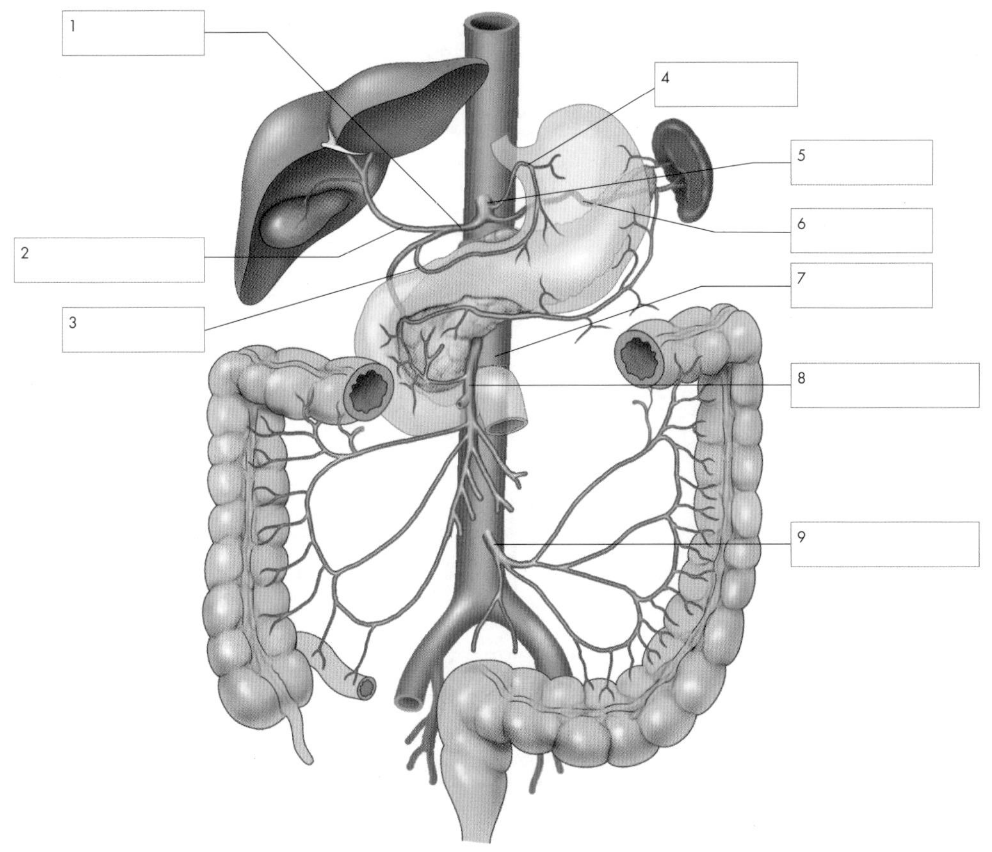

系統看護学講座 182 ページ

問題 6　全身の静脈系を示した図である。□ 1〜21 に各静脈の名称を書きなさい。

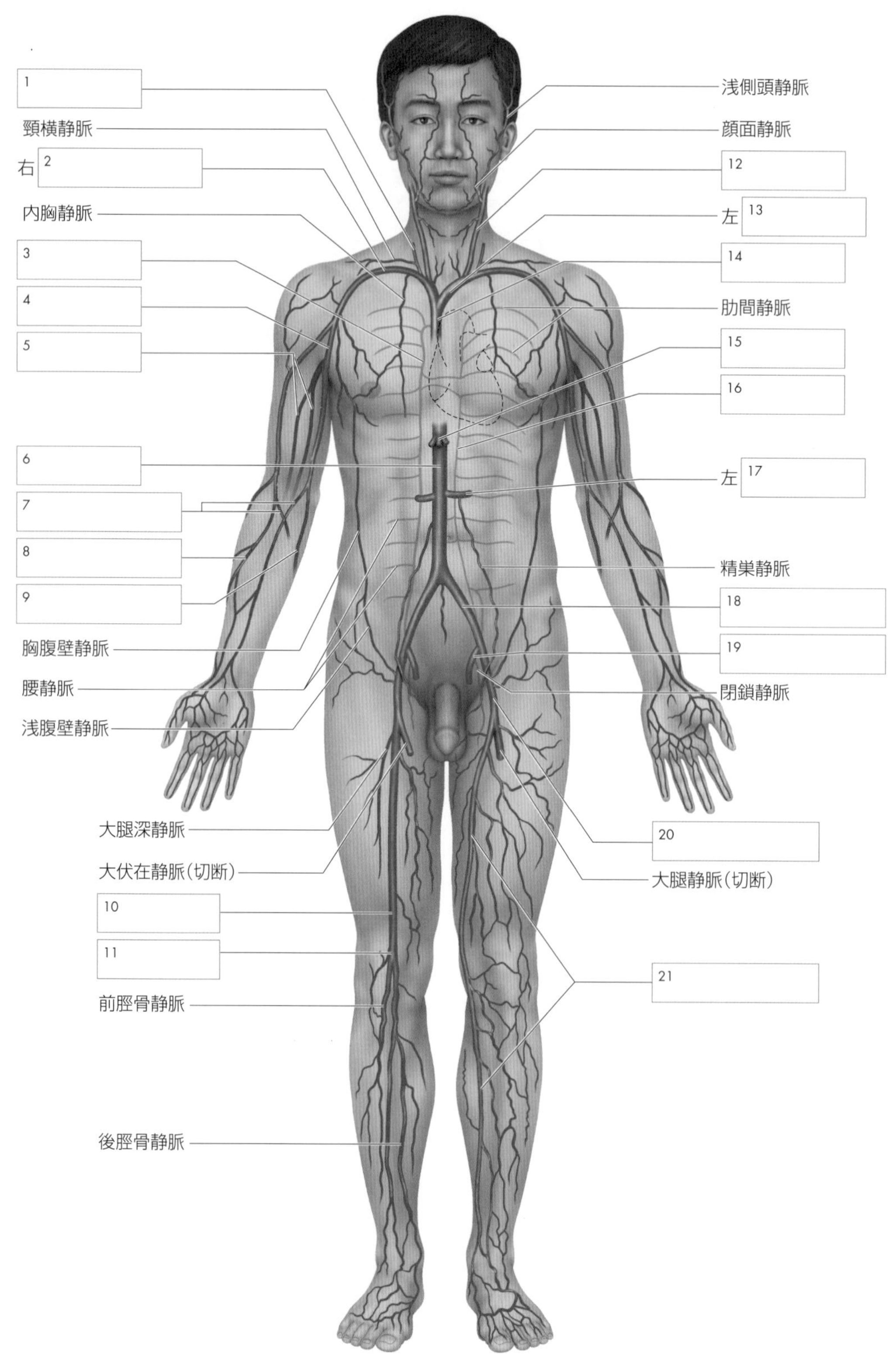

系統看護学講座 184 ページ

問題 7 頭頸部の静脈を示した図である。[ ] 1～11 に各部の名称を書きなさい。

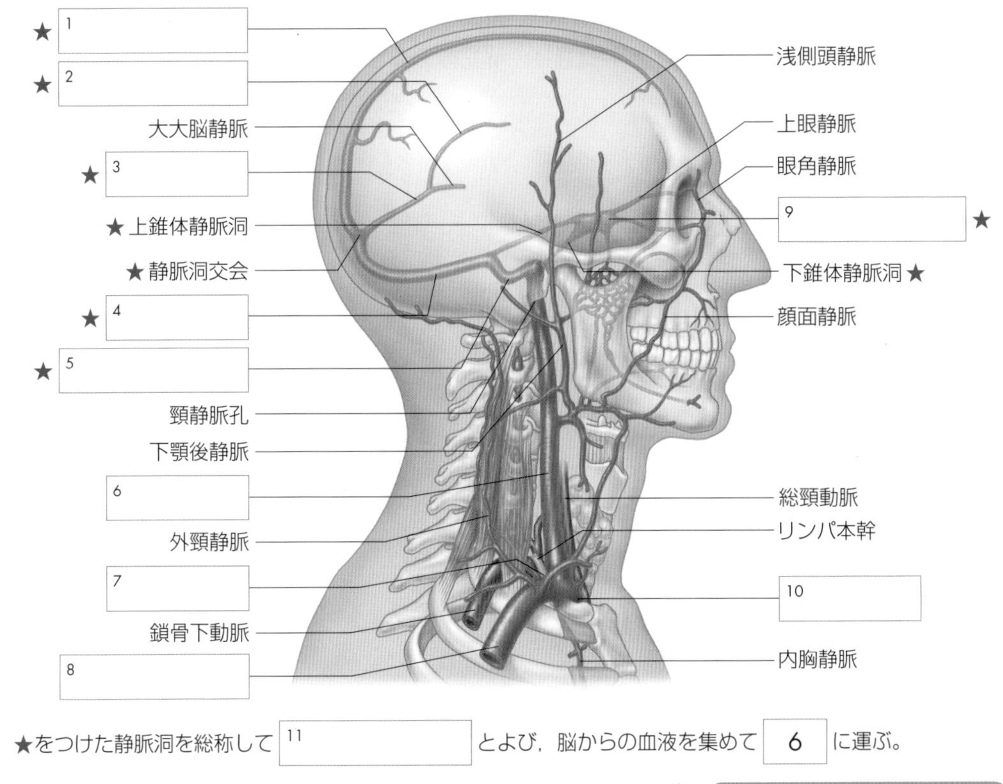

★をつけた静脈洞を総称して [11] とよび，脳からの血液を集めて [6] に運ぶ。

系統看護学講座 185 ページ

問題 8 上肢の静脈を示した図である。

①□ 1〜6 に各静脈の名称を書きなさい。

②採血の際によく利用される血管を 1 つ選び，解答欄の数字に丸をつけなさい。

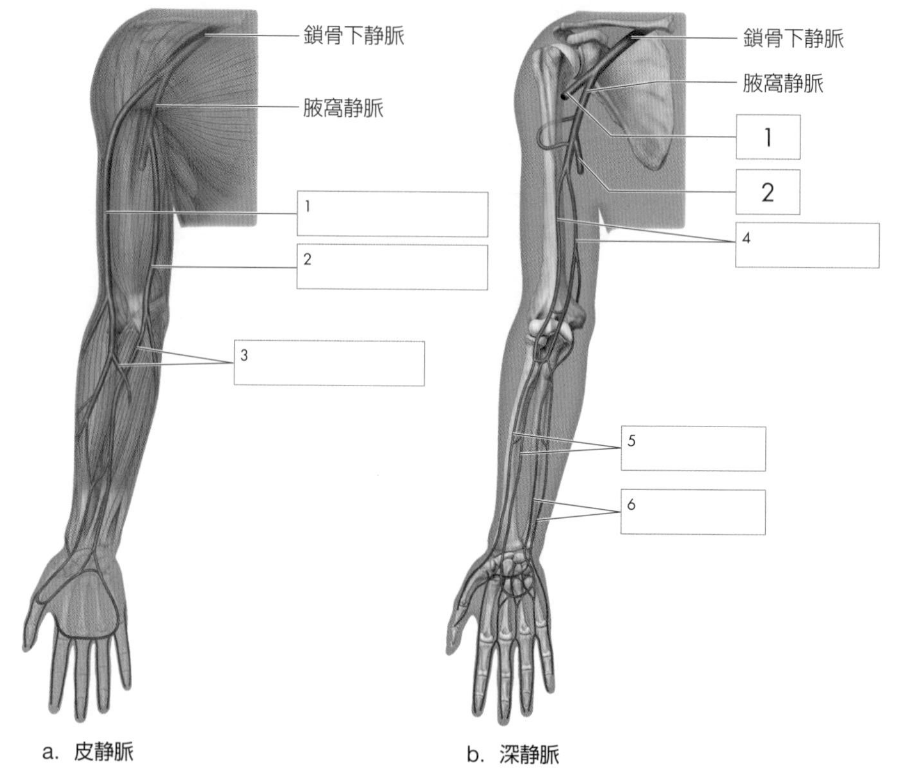

系統看護学講座 186 ページ

問題 9 門脈系について説明した文章と図である。

①門脈について説明した下記の文章の空欄を埋めなさい。

■門脈は，腹部の消化管と付属器官，および（1　　　　）からの血液をすべて集めて（2　　　　）に運ぶ静脈である。

■（3　　　　）および上・下（4　　　　）が合流して（5　　　　）の後方で門脈となり，（6　　　　）とともに（7　　　　）から（ 2 ）に入る。（ 2 ）内で枝分かれして，肝小葉内の（8　　　　）に注ぐ。肝小葉の血液は（9　　　　）に注ぎ，そこから（10　　　　）に集まり，（11　　　　）に注ぐ。（ 2 ）には，腸管で吸収された栄養素が，門脈を通して集まる。

■門脈の末梢枝は，何か所かで大静脈の枝と吻合しており，これを（12　　　　）という。右上の②の図中の A は食道静脈より（13　　　　）への，B は直腸下部より（14　　　　）への，C は（15　　　　）と腹壁皮下の静脈への（ 12 ）を示している。

（次ページへつづく）

②門脈系を示した図である。[ ] 16～21 に各血管の名称を書きなさい。

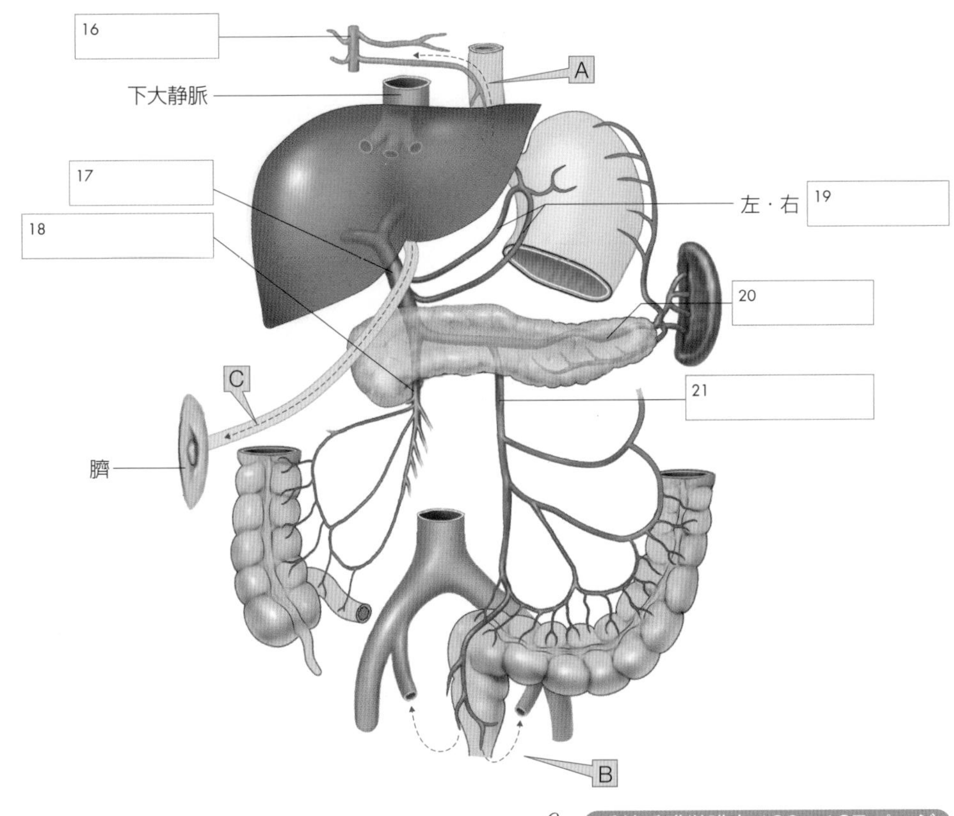

系統看護学講座 186～187 ページ

血液の循環の調節

系統看護学講座 解剖生理学 187～206 ページ

問題 10 血圧について説明した下記の文章の空欄を埋めなさい。

■動脈の血圧は，心室の収縮・拡張に伴って周期的に変動する。心室収縮期に血液が動脈内に拍出されると血圧は（1　　　）する。血圧が最も高くなったときの値を，最（2　　　）血圧または（3　　　）期血圧という。

■血圧は，心室拡張期に血液の拍出がとまるとしだいに（4　　　）し，次の収縮開始直前に最低値となる。これが最（5　　　）血圧または（6　　　）期血圧である。

■最（　2　）血圧と最（　5　）血圧の差を（7　　　）とよぶ。安静時の健常人の最（　2　）血圧の正常値は（8　　　）mmHg 未満，最（　5　）血圧の正常値は（9　　　）mmHg 未満である。

系統看護学講座 187～188 ページ

問題 11 血圧の調節機構を模式的に示した図である。

①［　］1～5 に興奮・抑制・亢進・低下のいずれかの用語を書きなさい。

②液性因子による調節は破線で示されている。［　］a～c に物質の名称を書きなさい。

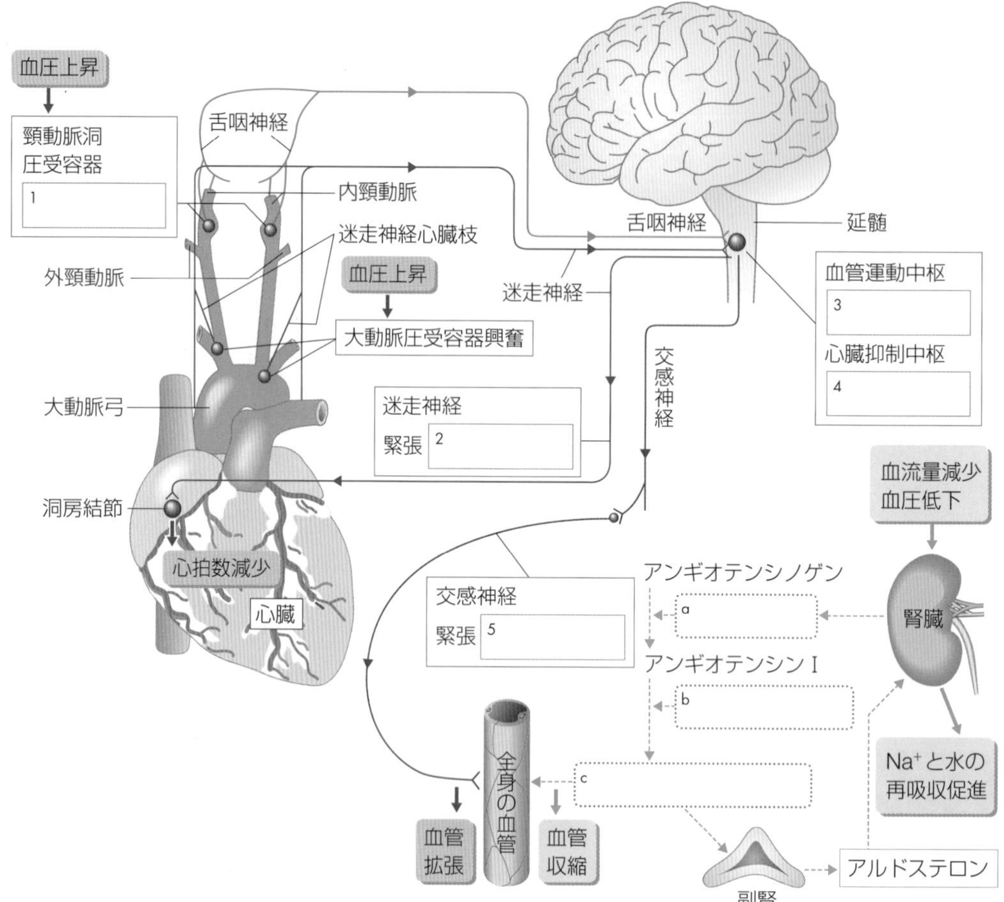

③上の図を説明した下記の文章の空欄を埋めなさい。

■神経による調節(実線)：血圧が上昇すると，(6　　　　　)と大動脈にある圧受容器が(7　　　　　)し，前者は(8　　　　　)神経を，後者は(9　　　　　)神経を介して血管運動中枢と心臓抑制中枢に伝えられる。すると，交感神経の緊張が低下して血管が(10　　　　　)すると同時に，(9)神経の緊張が(11　　　　　)して心拍数が(12　　　　　)し，血圧が(13　　　　　)する。これを(14　　　　　)という。血圧の低下時には，逆の反応がおこる。

■液性因子による調節(破線)：さまざまな物質が血圧の調節に関与する。腎臓の血流量が減少または血圧が低下すると，(15　　　　　)が分泌される。(15)の分泌により，最終的に(16　　　　　　　　　)が活性化され，血管収縮を引きおこして血圧を(17　　　　　)させる。(16)は，副腎皮質にも作用して(18　　　　　　　　　)を分泌させ，Na^+と水の再吸収を促進し，血圧が(19　　　　　)する。

系統看護学講座 198 ページ

問題12 溶液中の分子やイオンなどの粒子数はOsm(オスモル)という単位であらわされる。Osmについて説明した下記の文章の空欄を埋めなさい。

■グルコースなどは溶液中で分解しないため，1 molが(1　　　　)Osmとなる。しかし塩化ナトリウム(NaCl)は(2　　　　)と(3　　　　)に電離するため，完全に解離したときには，1 molのNaClから(4　　　　)Osmが生じることになる。

系統看護学講座 515 ページ

リンパとリンパ管

系統看護学講座 解剖生理学 206～208 ページ

問題13 リンパ系の概観を示した図である。□1～7に各部の名称を書きなさい。

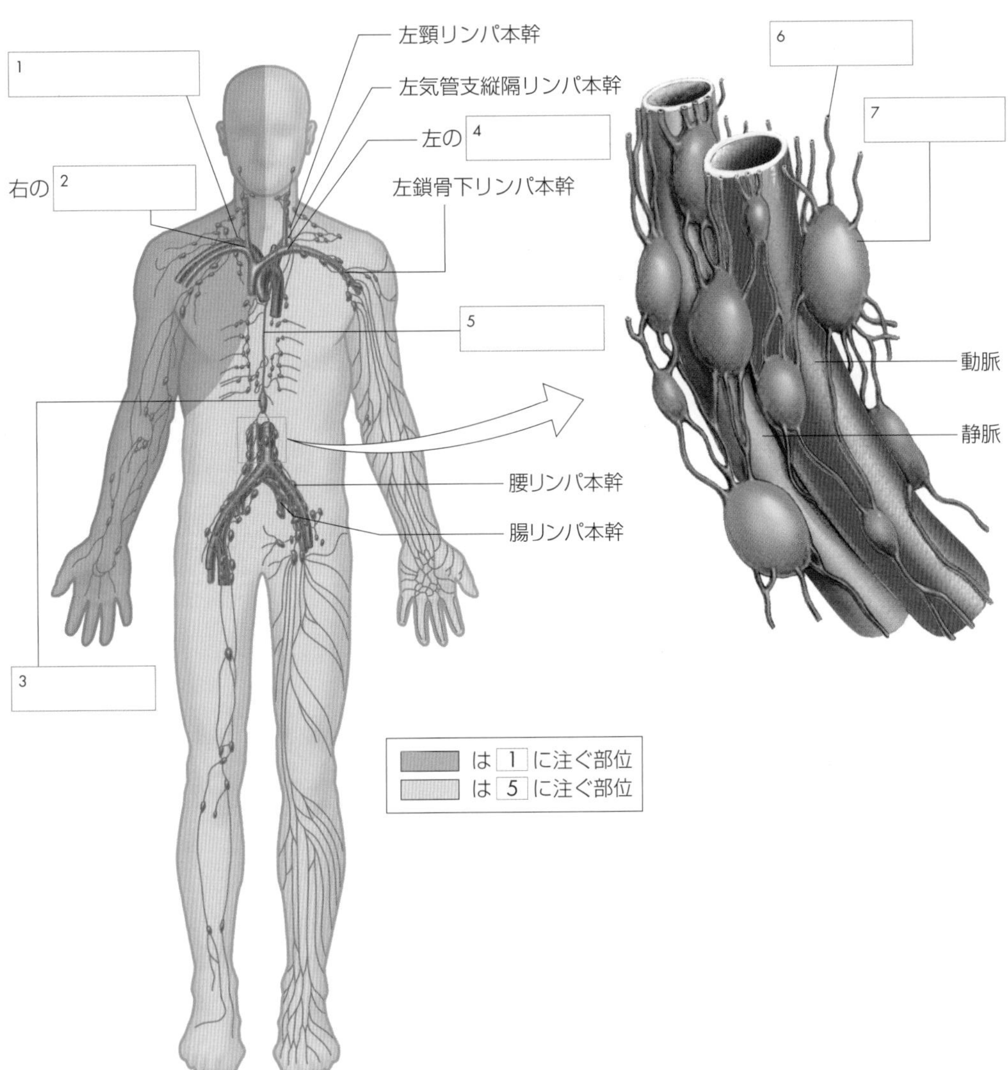

系統看護学講座 207 ページ

解答●11ページ

第8回 体液の調節と尿の生成

腎臓

系統看護学講座 解剖生理学 211～225ページ

問題1 泌尿器系とその周囲の概観を示した図である。□1～8に各部の名称を書きなさい。

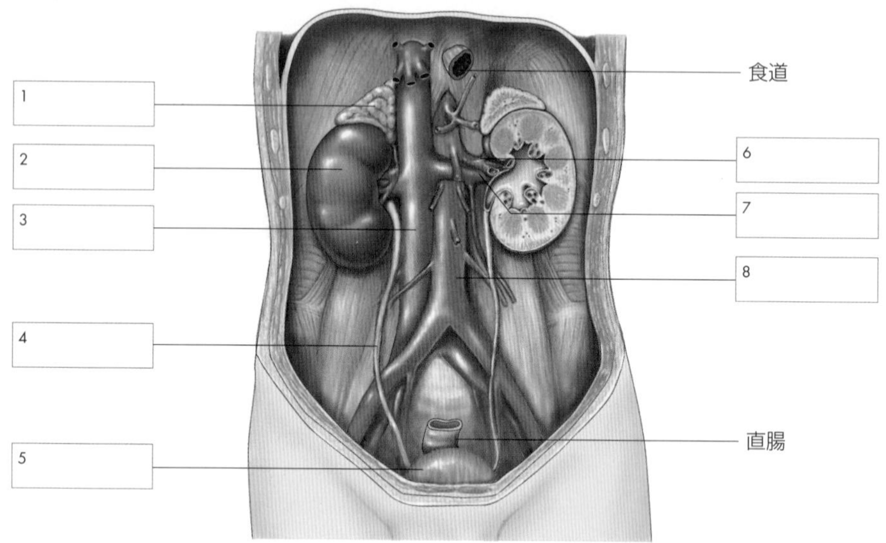

系統看護学講座 211ページ

問題2 腎臓の前頭断面と組織構造を示した図である。□1～18に各部の名称を書きなさい。□12～16にはそれぞれ異なる名称が入る。

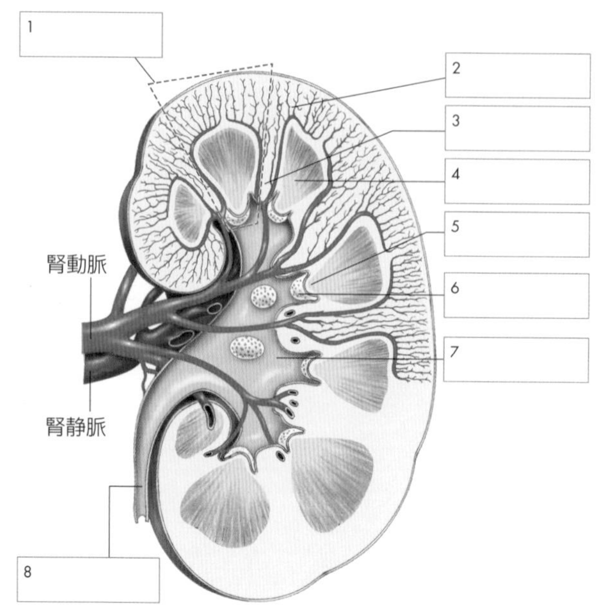

（次ページにつづく）

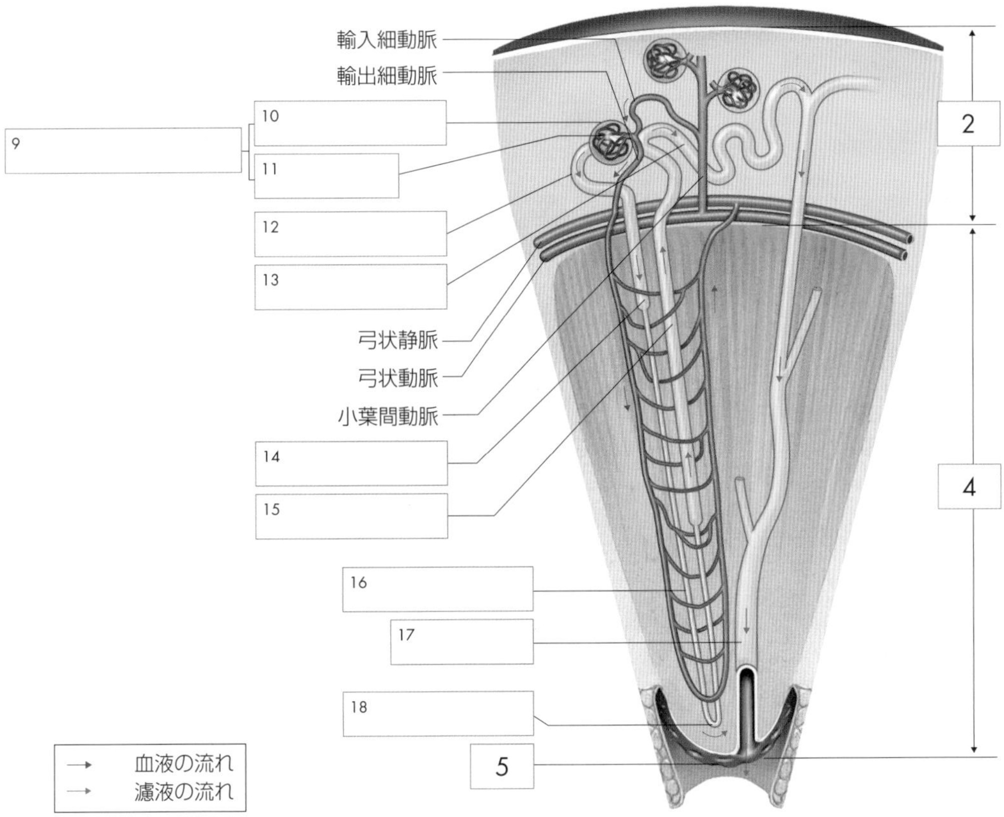

輸入細動脈

輸出細動脈

9

10

11

12

13

弓状静脈

弓状動脈

小葉間動脈

14

15

16

17

18

2

4

5

→ 血液の流れ

→ 濾液の流れ

系統看護学講座 212～213 ページ

問題 3 尿生成の過程を模式的に示した図である。

①［　］1～4 に，分泌される物質，再吸収される物質の名称を下の語群から選んで書きなさい。

語群

水・グルコース・尿酸・Na^{+}

②［　］a～c に適切な数字を書きなさい。

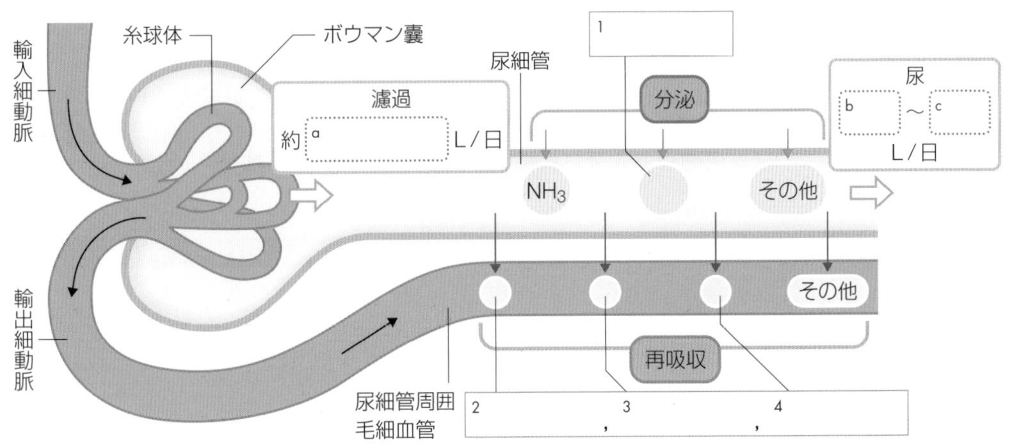

系統看護学講座 213 ページ

8

問題 4 腎小体の構造を示した図である。□ 1～8 に各部の名称を書きなさい。

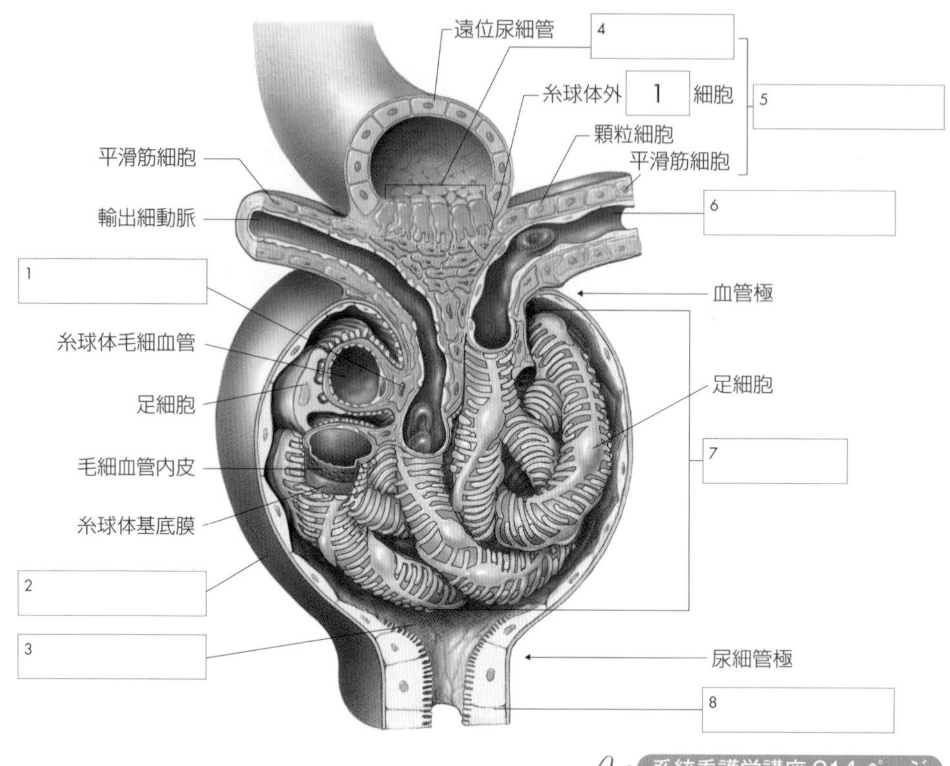

系統看護学講座 214 ページ

問題 5 腎臓での物質の出入りを説明した下記の文章の空欄を埋めなさい。

■ある物質が腎臓を通過したときに，1分間でどれだけ尿中に排泄されるかを，その物質の（1　　　　）という。以下の式で計算される

（　1　）＝その物質の（2　　　　）×1分間の（3　　　　）／（4　　　　）

■クレアチニンは，糸球体から濾過されたあと，尿細管における再吸収も分泌も受けることなくそのまま排泄される。クレアチニンの（　1　）は，1分間に糸球体から濾過される量をあらわしており，これを（5　　　　）という。

■クレアチニンの（　1　）は，成人女性では（6　　　　）mL/分以上が正常である。

■健常人ではグルコースは尿細管で完全に再吸収されるため，（　1　）は（7　　　　）mL/分である。

系統看護学講座 223～224 ページ

問題6 尿細管と集合管における再吸収と分泌を模式的に示した図である。

①図中の……▶は促進を，……▶は抑制をあらわしている。［　］1～3 にホルモンの名称を書きなさい。

②［　］a～d に，再吸収される物質，分泌される物質の名称を**問題3**(59 ページ)の語群から選んで書きなさい。

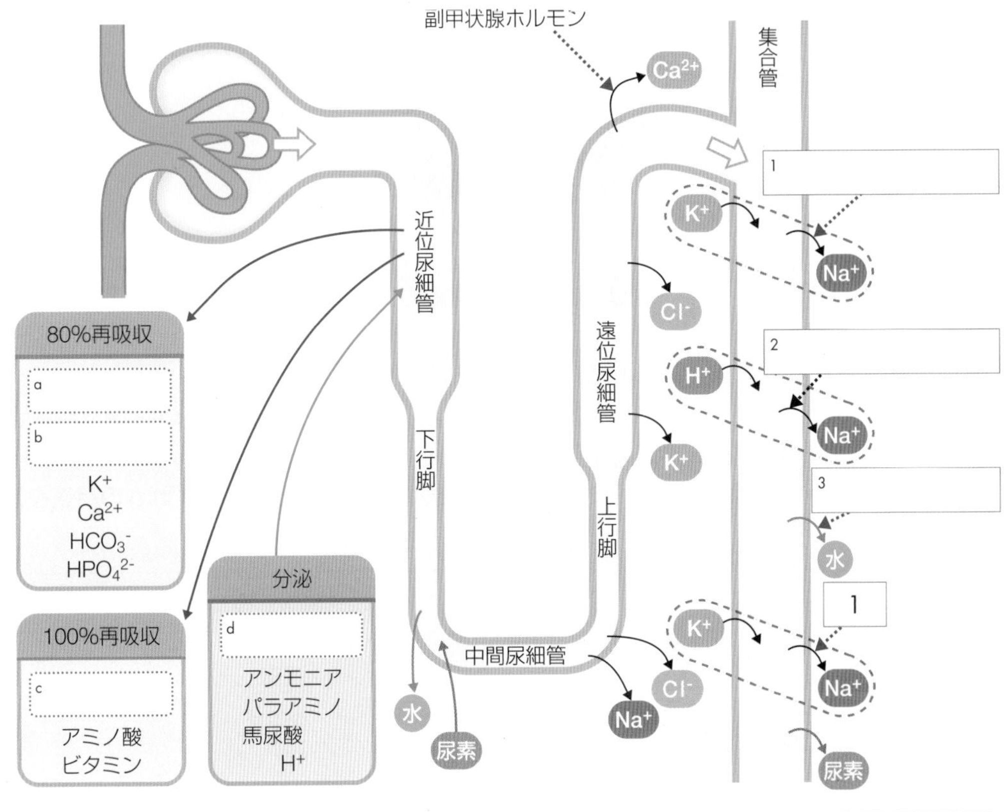

系統看護学講座 218 ページ

問題7 グルコースの再吸収について示したグラフである。［　］1～4 に適切な用語を書きなさい。

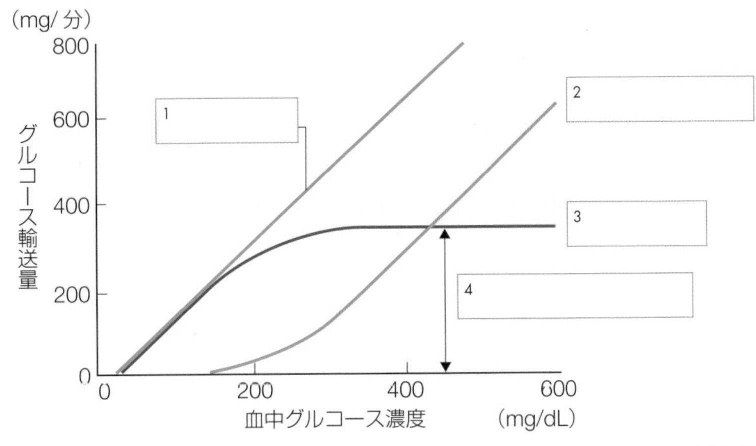

系統看護学講座 219 ページ

排尿路

系統看護学講座 解剖生理学 225～230 ページ

問題 8 膀胱の構造を示した図である。□ 1～8 に各部の名称を書きなさい。

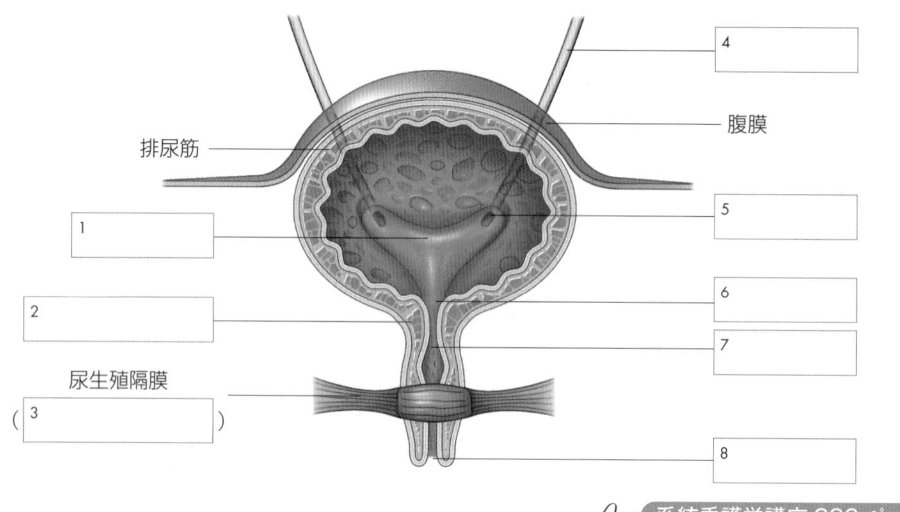

系統看護学講座 226 ページ

問題 9 排尿の機序を模式的に示した図である。表の空欄に，弛緩・収縮のいずれかの用語を書きなさい。

	蓄尿する	排尿する
排尿筋	(1)	(4)
内尿道括約筋	(2)	(5)
外尿道括約筋	(3)	(6)

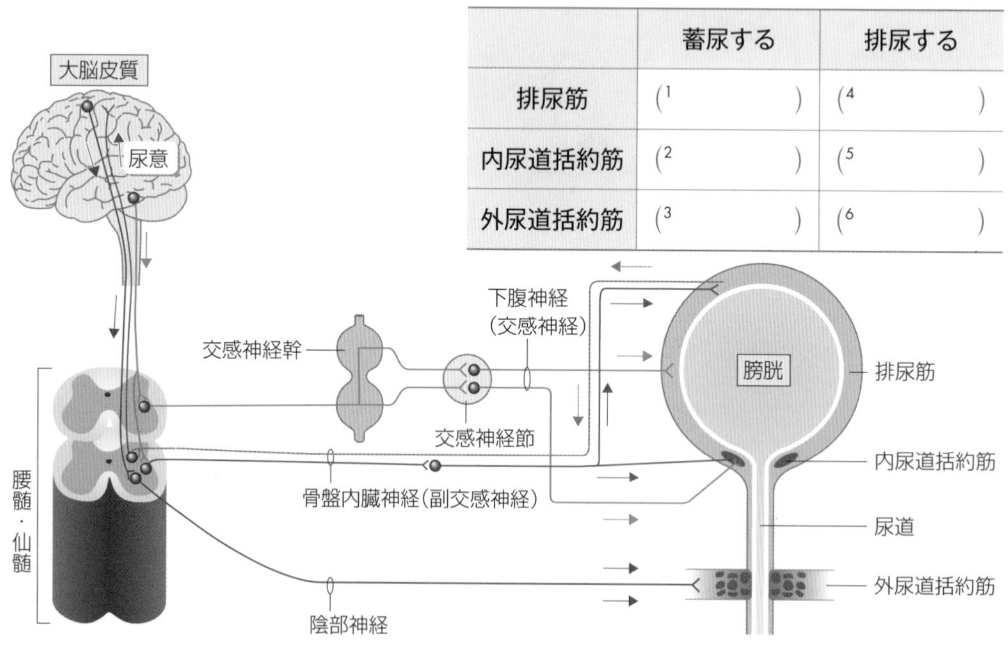

系統看護学講座 228 ページ

体液の調節

系統看護学講座 解剖生理学 230～237 ページ

問題10 1日の水分の出納について示した表である。空欄に適切な用語，数値を書きなさい。数値はおよその値でよい。

摂取水分量(mL)		排泄水分量(mL)	
飲料水	([1])	尿	([4])
食物中の水	([2])	皮膚	([5])
([3])	300	呼気	300
		糞便	100
合計	2,500	合計	2,500

（皮膚＋呼気）→ [6] □

系統看護学講座 230 ページ

問題11 血液の pH はほぼ一定に保たれている。このしくみについて説明した下記の文章の空欄を埋めなさい。

■血液の pH は([1])前後の弱([2])性であり，きわめて狭い範囲で一定に保たれている。つまり酸とアルカリが平衡状態にあり，このように pH が調節されることを([3])とよぶ。

■血液の pH は，([4])濃度と，動脈血の([5])分圧によって決まる。

■([6]) + H_2O ⇄ ([7]) ⇄ HCO_3^- + ([8])

■血液の pH が 7.35 未満になった状態を([9])，7.45 より高くなった状態を([10])とよぶ。

■([11])性の酸塩基平衡異常の場合は，腎臓が尿の組成を変化させることによって pH の変化を最小にするようにはたらく。これを([12])という。([13])性の酸塩基平衡異常の場合は，([14])が引きおこされる。

系統看護学講座 234～235 ページ

解答●12～13ページ

第9回 内臓機能の調節

自律神経による調節

系統看護学講座 解剖生理学 241～249ページ

問題1 交感神経・副交感神経と各器官の関係を模式的に示した図である。

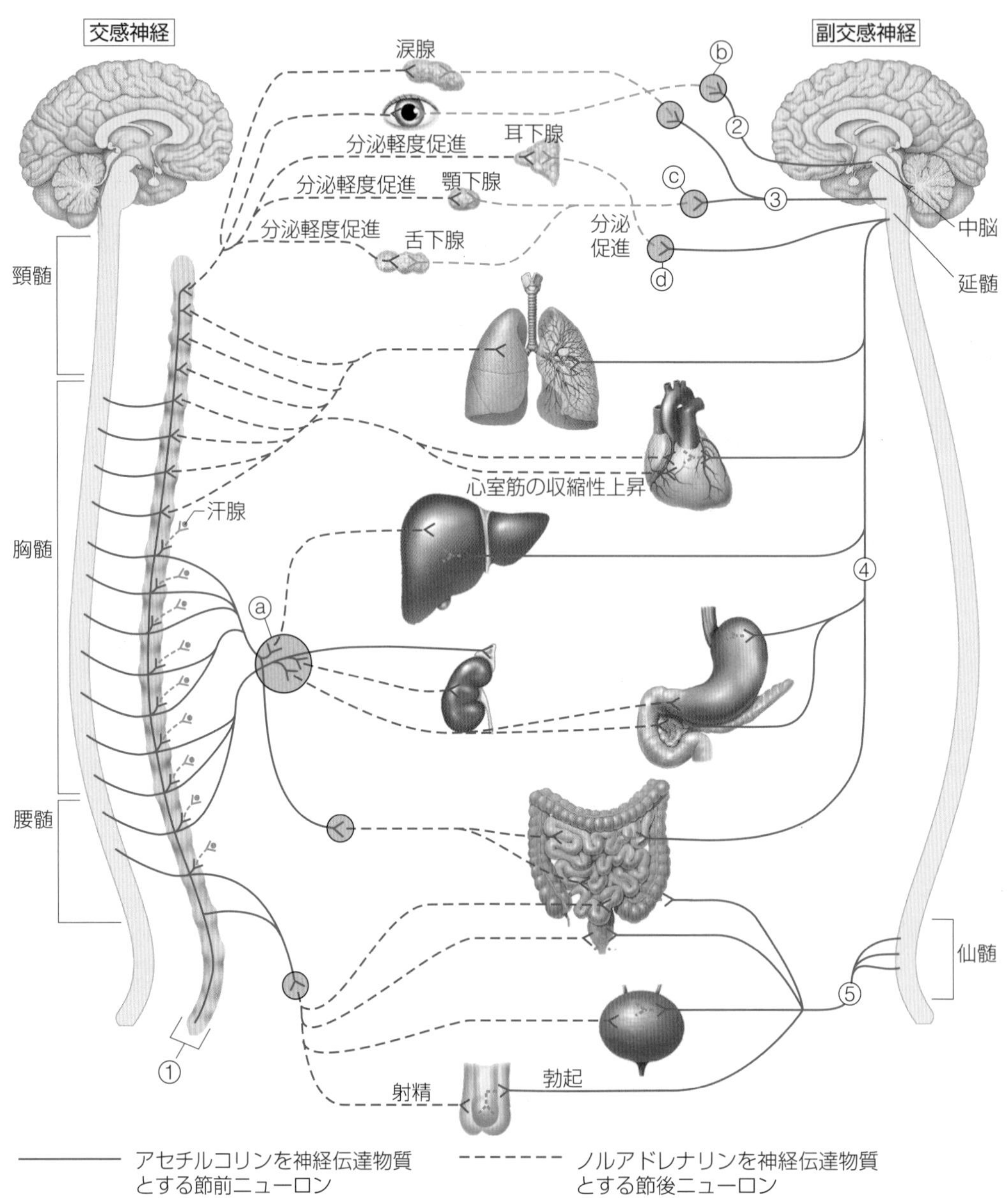

アセチルコリンを神経伝達物質とする節前ニューロン

ノルアドレナリンを神経伝達物質とする節後ニューロン

アセチルコリンを神経伝達物質とする節後ニューロン

①□1〜5に図中の①〜⑤の神経の名称，□a〜dにⓐ〜ⓓの神経節の名称を書きなさい。

① 1　② 2　③ 3　④ 4　⑤ 5

ⓐ a　ⓑ b　ⓒ c　ⓓ d

②交感神経・副交感神経は各器官にそれぞれどのようにはたらくか。下記の表の空欄を埋めなさい。

器官	交感神経	副交感神経
涙腺	分泌に影響	分泌（1　　）
瞳孔	（2　　）	（3　　）
気管支	（4　　）	（5　　）
心臓	心拍数（6　　）	心拍数（7　　）
肝臓	グリコーゲンの分解（8　　）	胆汁分泌（9　　）
胃	機能（10　　）	胃の運動（11　　）
副腎	アドレナリン分泌（12　　）	——
膵臓	機能（13　　）	膵液分泌（14　　）
腸	運動（15　　）	運動（16　　）
排尿	（17　　）	（18　　）

系統看護学講座 242 ページ

9

問題 2 自律神経について説明した下記の文章の空欄を埋めなさい。

■自律神経系の中枢は（1　　）に集まっており，（2　　），（3　　），（4　　），消化に関する中枢，発汗中枢など，いずれも生命維持に直結する中枢である。

■交感神経の主要部は，脊柱の両側に沿う左右1対の（5　　）である。その途中には（6　　）が多数ある。

■交感神経の（7　　）は，第1胸髄〜第2腰髄の高さの脊髄の側角にあり，（　7　）から出る（8　　）は，第1胸髄〜第2腰髄の高さで前根を経て脊髄から出て，脊髄神経から白交通枝を通って（　5　）に入る。

■副交感神経の（　8　）は，脳神経である（9　　）・（10　　）・（11　　）・（12　　），および脊髄の下部から出る仙骨神経（S_2〜S_4）から分かれる（13　　）に含まれる。

系統看護学講座 243〜246 ページ

問題 3 自律神経と伝達物質の関係を模式的に示した図である。□ 1～6 に適切な神経伝達物質の名称を書きなさい。

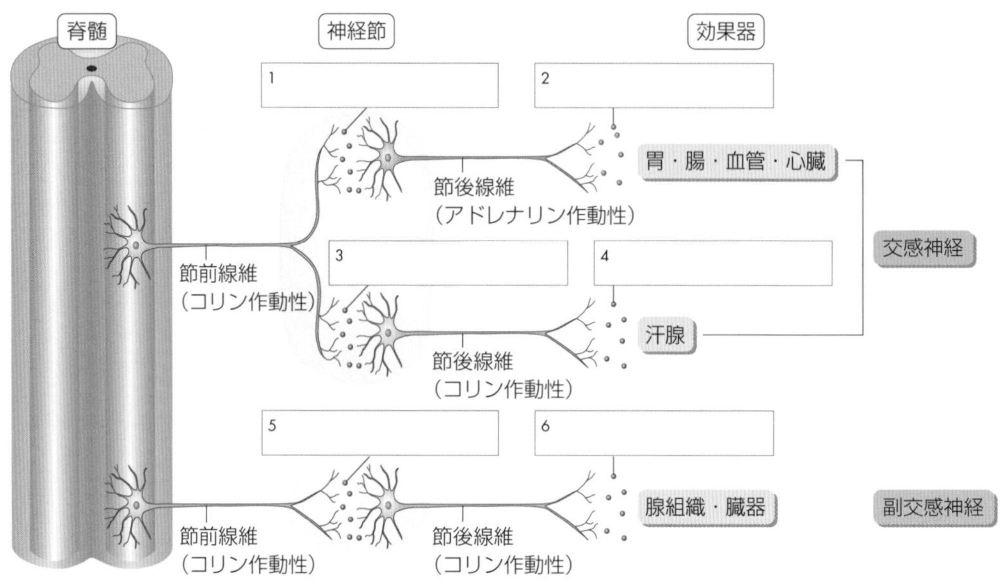

系統看護学講座 248 ページ

問題 4 カテコールアミン受容体についてまとめた表である。空欄を埋めなさい。

受容体	存在部位	作用
αアドレナリン受容体	α_1：(1 　　　　)平滑筋	(2 　　　　)
	α_2：交感神経節後線維	伝達物質分泌抑制
βアドレナリン受容体	β_1：心臓	心機能(3 　　　　)
	β_2：血管平滑筋，気管支平滑筋，肝臓	(4 　　　　)， グリコーゲン(5 　　　　)
	β_3：脂肪細胞	脂肪分解促進

系統看護学講座 248 ページ

内分泌系による調節

系統看護学講座 解剖生理学 249～253 ページ

問題 5 ホルモンについてまとめた表である。空欄を埋めなさい。

種類	受容体の位置	特徴	例
(1　　　　)性ホルモン	(2　　　　)上	細胞の運動・分泌・代謝などを変化させるが，(3　　　　)の発現を伴わないため，効果の発現までの時間は比較的(4　　　　)。	ペプチドホルモン アドレナリン
(5　　　　)性ホルモン	核質あるいは(6　　　　)	DNA への作用から(7　　　　)合成の過程を経て生理機能が発揮されるため，作用までの時間が(8　　　　)。また，効果の持続時間は(9　　　　)。	ステロイドホルモン (10　　　　)ホルモン

系統看護学講座 251～253 ページ

問題 6 下垂体から分泌されるホルモンと器官の関係を模式的に示した図である。

①□ 1～8 に下垂体から分泌されるホルモンの名称，(　　)内にはその略称を書きなさい。

②下垂体前葉とそこから分泌されるホルモンがはたらく器官を赤，下垂体後葉とそこから分泌されるホルモンがはたらく器官を青の線でつなぎなさい。

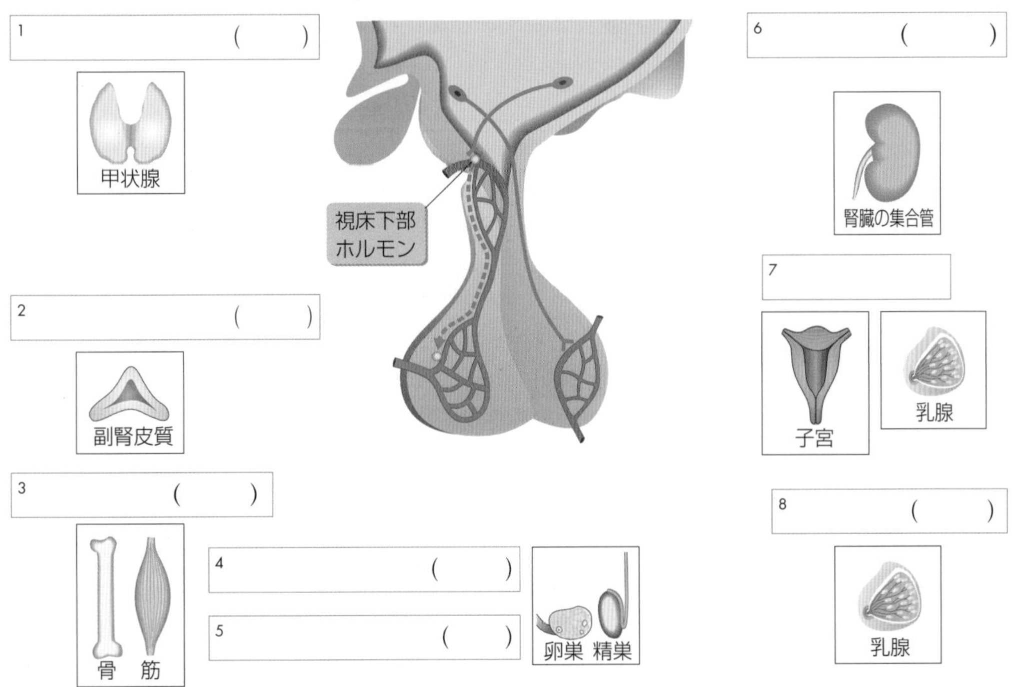

系統看護学講座 257 ページ

問題 7 おもな内分泌腺を示した図である。[ ] 1～7 に各内分泌腺の名称を書きなさい。

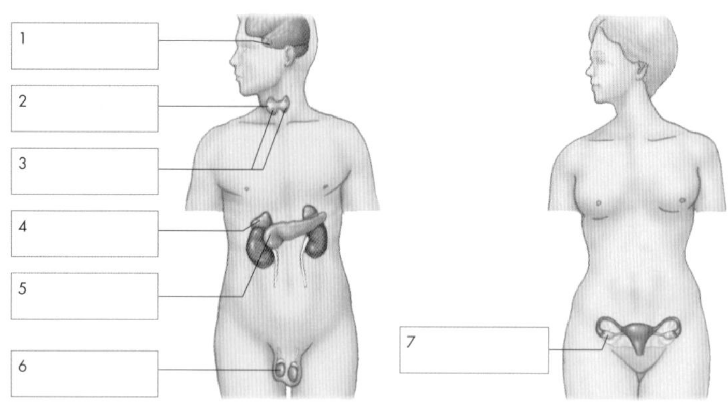

系統看護学講座 250 ページ

問題 8 甲状腺・副甲状腺の構造と組織を示した図である。

①[ ] 1～5 に各部の名称を書きなさい。

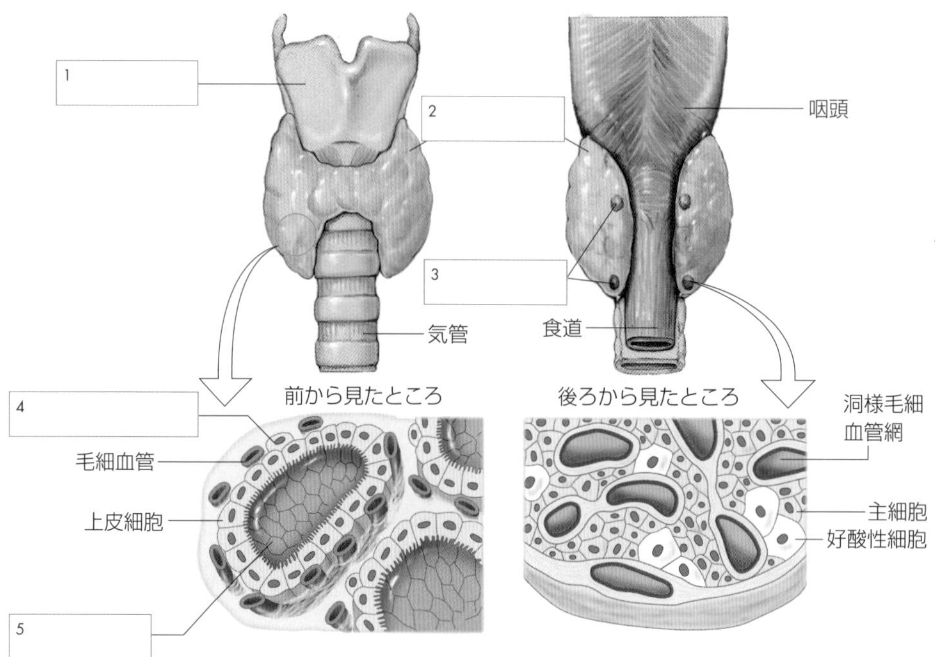

②甲状腺ホルモンの機能と疾患について説明した下記の文章の空欄を埋めなさい。

■甲状腺ホルモンは，ほとんど全身の組織の代謝を(6　　　　)させ，熱産生量を増加させる。したがって，タンパク質・脂質の異化が(7　　　　)され，酸素消費が(8　　　　)する。

系統看護学講座 260 ページ

問題 9 膵臓の構造と組織を示した図である。

①□ 1，2 に各部の名称を書きなさい。

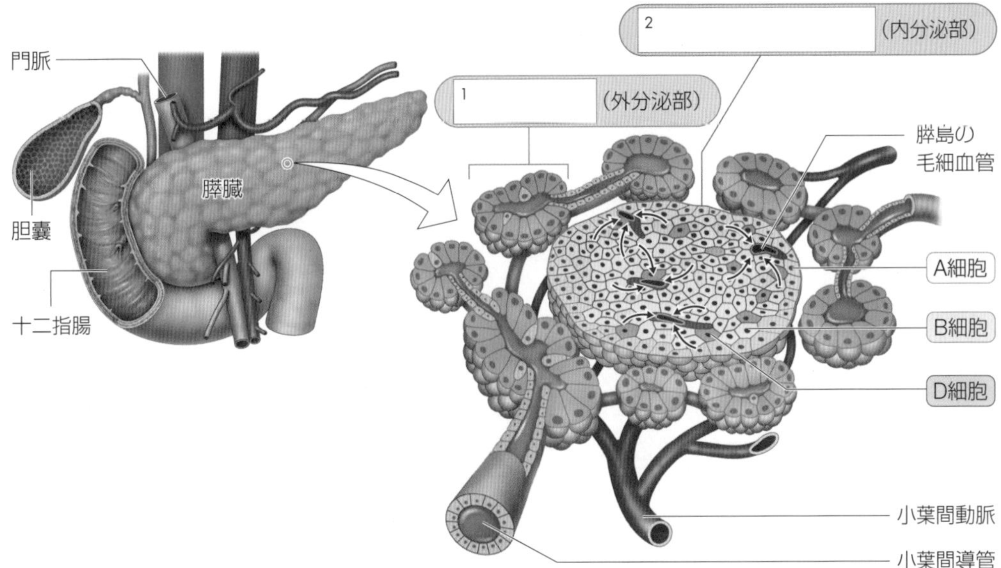

②膵臓からのホルモンの分泌を説明した下記の文章の空欄を埋めなさい。

■膵臓の内分泌部は(3　　　　)とよばれ，A 細胞は(4　　　　)を，B 細胞は(5　　　　)を，D 細胞は(6　　　　)を分泌する。

系統看護学講座 263～264 ページ

問題 10 副腎の構造と組織を示した図である。

①□ 1～4 に各部の名称を書きなさい。

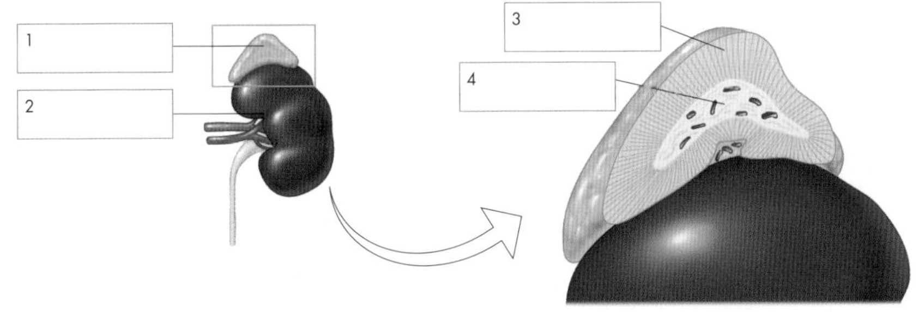

②副腎から分泌されるホルモンについてまとめた表である。空欄を埋めなさい。

副腎髄質	副腎髄質は交感神経の(5　　　　)ニューロンが変化したもので，副腎髄質ホルモンである(6　　　　)，(7　　　　)は，交感神経の(5)ニューロンの伝達物質と同じ構造をもつカテコールアミンの一種である。
副腎皮質	最も外側の球状帯から(8　　　　)が分泌され，その内側の束状帯から(9　　　　)が，最内側の網状帯から男性ホルモンである(10　　　　)と(9)が分泌される。

系統看護学講座 266～267 ページ

ホルモン分泌の調節

系統看護学講座 解剖生理学 273～280 ページ

問題 11 フィードバックについて説明した下記の文章の空欄を埋めなさい。

■甲状腺ホルモンの分泌は，下垂体(1　　　　)からの(2　　　　　　　　)によって促進される。(　2　)の分泌は(3　　　　)からの(4　　　　　　　　)によって促進される。

■このようにして分泌が促進された甲状腺ホルモンは，(　3　)と下垂体(　1　)からの(　2　)と(　4　)の分泌を(5　　　　)する。このように作用が抑制的な場合を(6　　　　　　)とよぶ。

■フィードバックのうち，たとえば甲状腺ホルモンが(　3　)・下垂体を抑制する経路を(7　　　　　　)という。これに対して，(　2　)が(　3　)に対して抑制的にはたらき，(　4　)の過剰分泌を抑える経路を(8　　　　　　)という。

系統看護学講座 274～275 ページ

問題 12 血糖値の調節機構を模式的に示した図である。

① 1～5 に物質の名称を書きなさい。

② a～g にホルモンの名称を書きなさい。

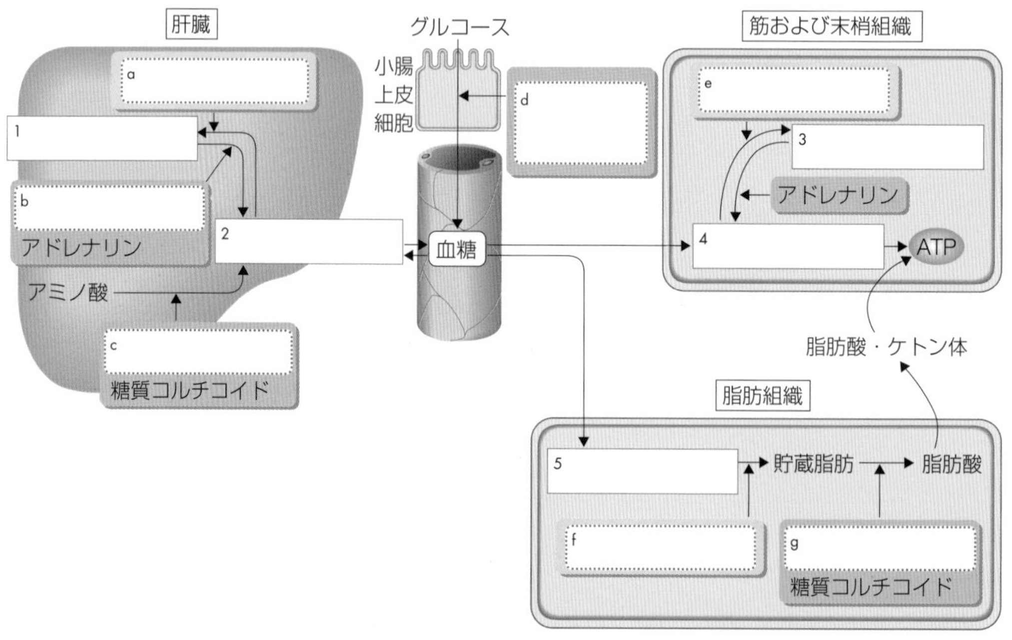

系統看護学講座 276 ページ

問題13 カルシウム代謝の調節機構を模式的に示した図である。

①□ 1～5 に適切な用語を書きなさい。

②グレーで示した矢印のうち，促進を示す矢印を赤，抑制を示す矢印を青でなぞりなさい。

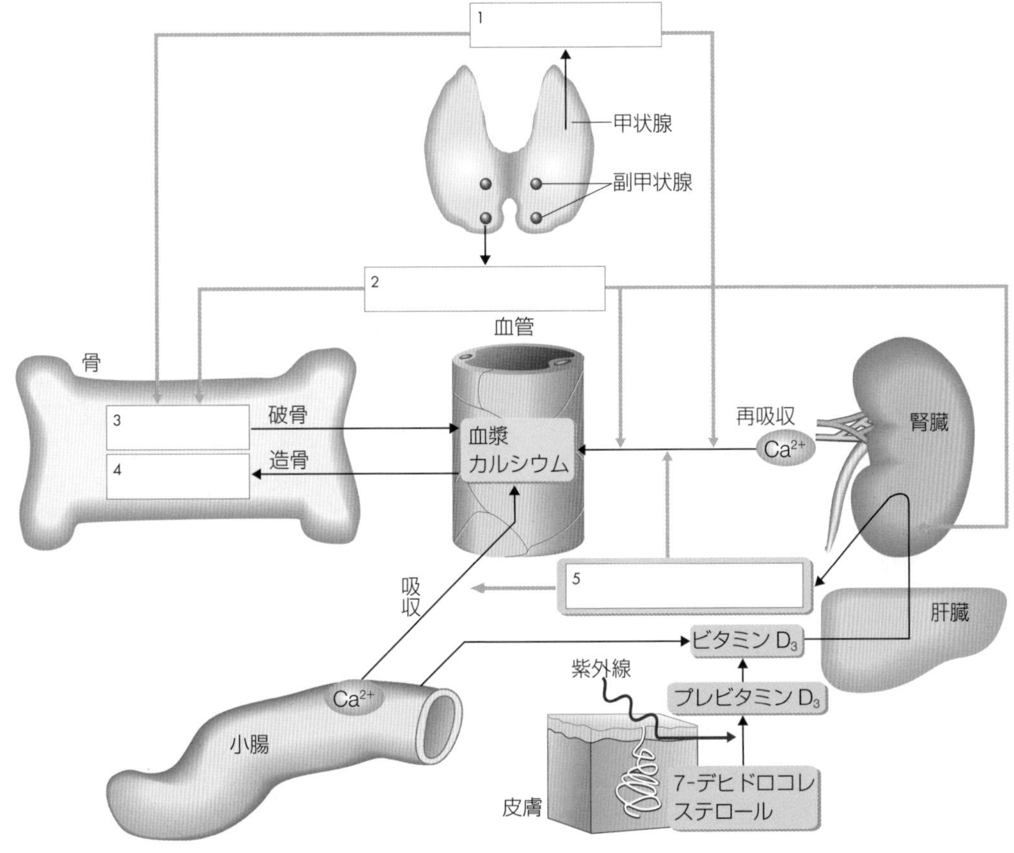

系統看護学講座 277 ページ

9

問題14 ストレスと身体の反応について説明した下記の文章と表の空欄を埋めなさい。

■私たちの身体は(1　　　　)に対して一定の防衛反応を示す。この防衛反応とそれに伴う変化を(2　　　　　)という。

■(2)は下表の3つの時期に分けられる。

警告反応期	(3　　　　)の緊張亢進により，副腎髄質からの(4　　　　　)分泌が増加する。(4)は(3)とともに心拍動の促進，気管支拡張，瞳孔散大など，(5　　　　)のための準備状態をつくりあげる。
抵抗期	(6　　　　　)の作用により，ストレス状態への適応が生じ，ストレスへの抵抗性が上昇する。
疲弊期(ひへいき)	下垂体－副腎皮質系の破綻，循環障害などを生じ，ついには死にいたる。

系統看護学講座 278～279 ページ

解答●14ページ

第10回 身体の支持と運動 1

全身の骨格と筋

骨・骨格筋

系統看護学講座 解剖生理学 283～296ページ

問題1 骨の構造を示した図である。

①□ 1～13 に各部の名称を書きなさい。

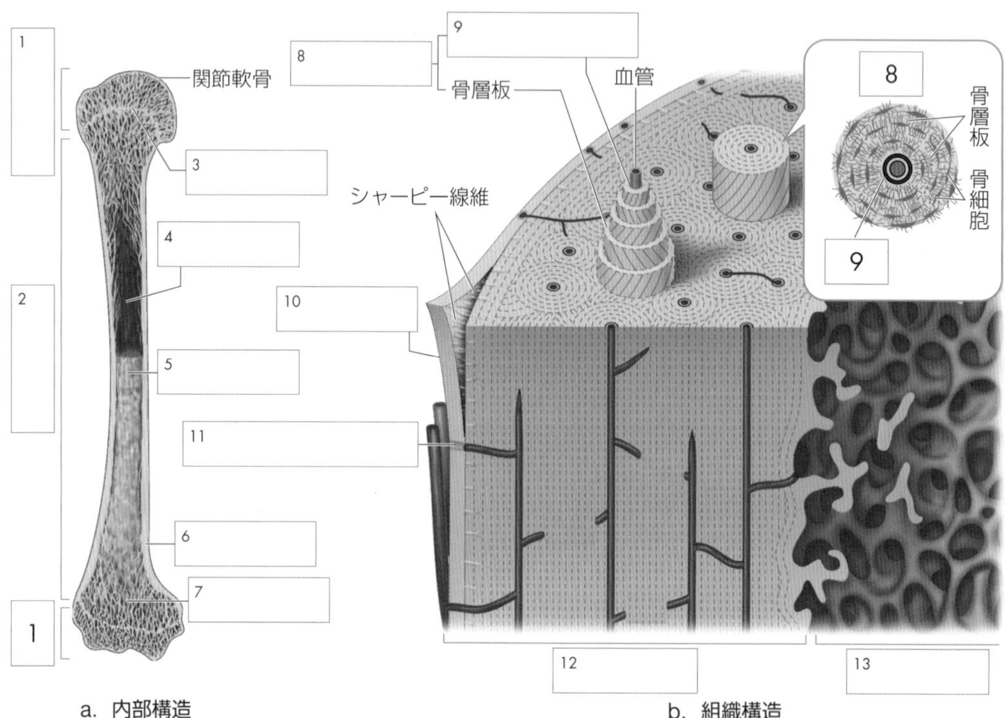

a. 内部構造　　b. 組織構造

②造骨について説明した下記の文章の空欄を埋めなさい。

■造骨の役割を担うのは，骨膜直下にある(14 　　　　)である。(14)は，主として繊維状のタンパク質の(15 　　　　)からなる網目状の枠組みであるオステオイドをつくり，そこに(16 　　　　)の結晶である骨基質(こつきしつ)を沈着させて骨を形成する。

系統看護学講座 286～287ページ

問題 2 関節の形状についてまとめた表である。空欄を埋めなさい。例に書く用語は語群から選びなさい。

名称	構造	例
(1　　　　)関節	半球状の関節頭と，浅くくぼんだ関節窩の組み合わせ。(2　　　　)軸性。	(3　　　　)，股関節
(4　　　　)関節	楕円球状の関節頭と，対応する関節窩からなる。(5　　　　)軸性。	橈骨手根関節
(6　　　　)関節	双方の関節面が鞍状。(7　　　　)軸性。	母指の手根中手関節
(8　　　　)関節	円筒状の関節頭と，それがはまり込む関節窩からなる。(9　　　　)軸性。	肘関節の腕尺関節，指節間関節
(10　　　　)関節	円筒状の関節頭と，車の軸受けのような関節窩からなる。(11　　　　)軸性。	(12　　　　)，(13　　　　)
(14　　　　)関節	関節面が平面。	(15　　　　)
(16　　　　)関節	関節面の形では球状に近いが(17　　　　)により運動の制限がされる。	中手指節関節
(18　　　　)関節	関節面の不規則な形と強力な靱帯のために，著しく可動性の低いもの。	(19　　　　)，手根間関節

語群

椎間関節・上橈尺関節・下橈尺関節・仙腸関節・肩関節

系統看護学講座 290～291 ページ

問題 3 関節の構造と左の上腕二頭筋の形状を示した図である。□ 1～12 に各部の名称を書きなさい。

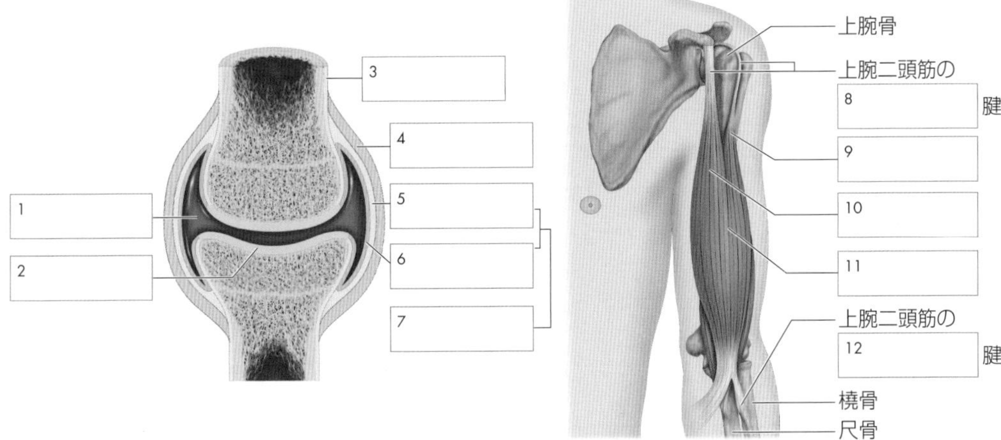

系統看護学講座 290，296 ページ

問題 4 全身の骨格を示した図である。

①□ 1～26 に各骨の名称を書きなさい。

②⬚ a～c に各部位の名称を書きなさい。

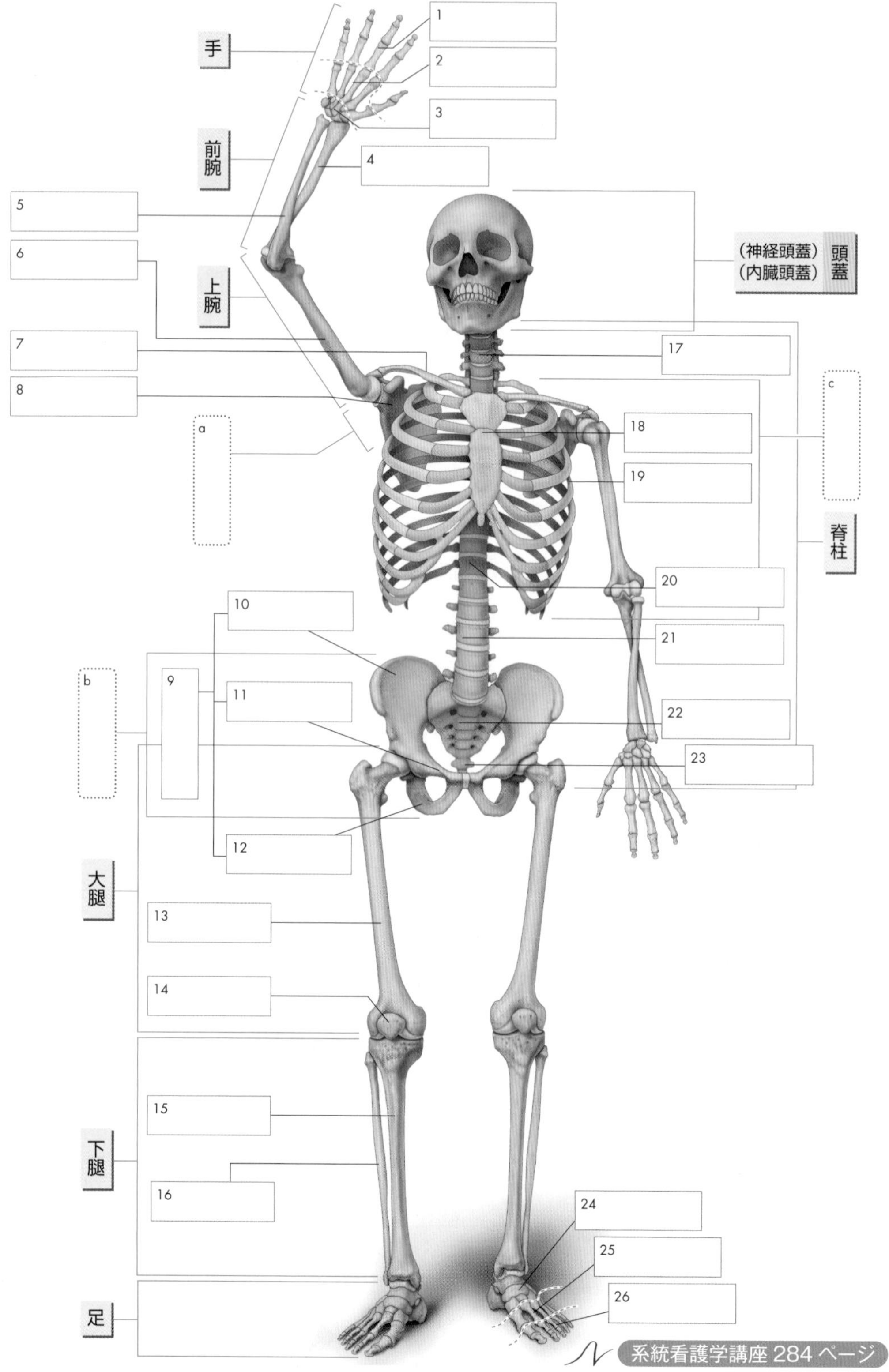

系統看護学講座 284 ページ

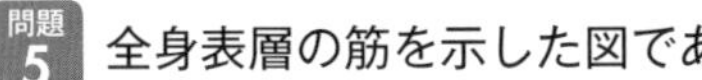

問題 5 全身表層の筋を示した図である。□ 1～14 に各筋の名称を書きなさい。

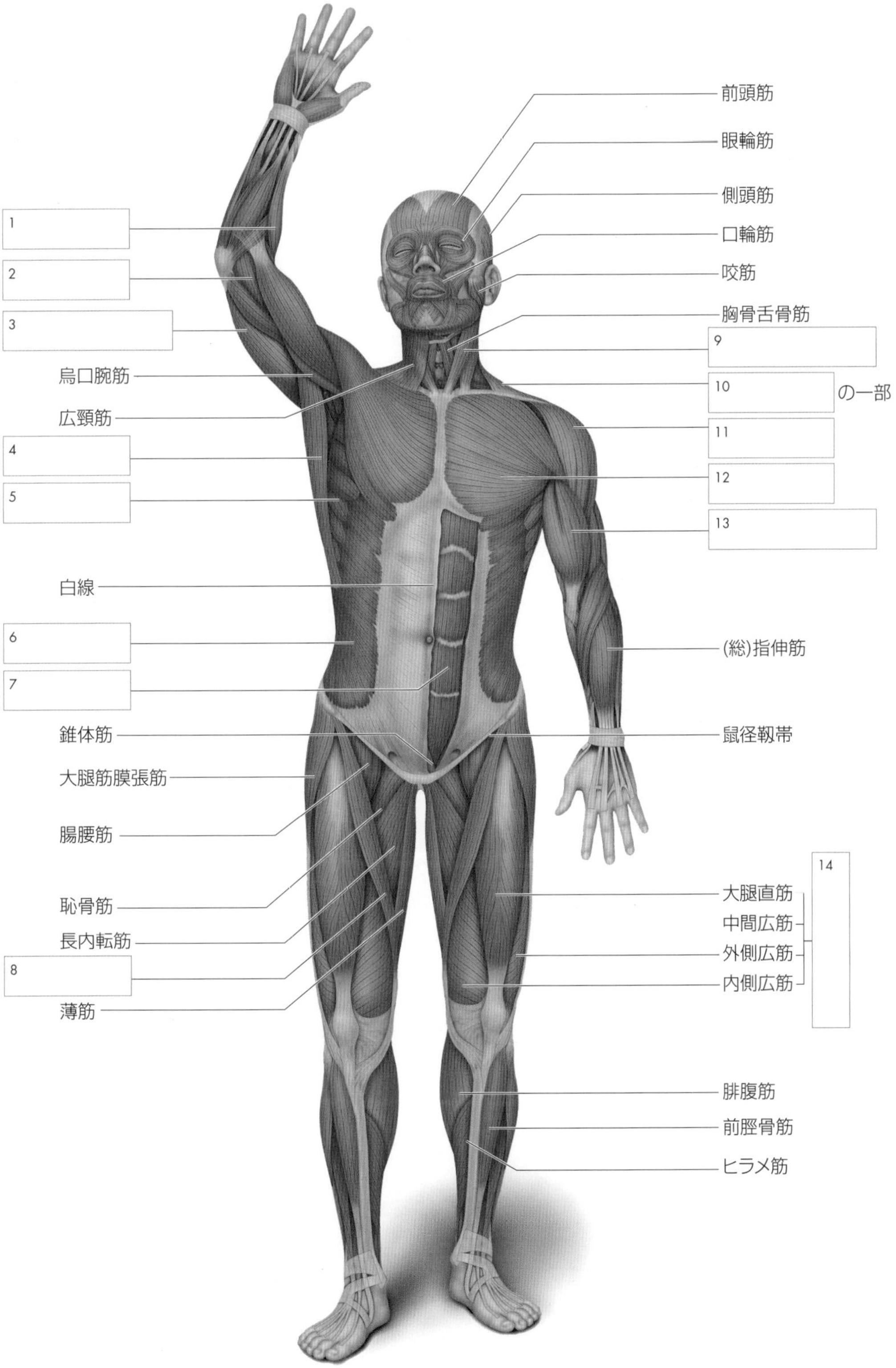

1
2
3
烏口腕筋
広頸筋
4
5
白線
6
7
錐体筋
大腿筋膜張筋
腸腰筋
恥骨筋
長内転筋
8
薄筋

前頭筋
眼輪筋
側頭筋
口輪筋
咬筋
胸骨舌骨筋
9
10 の一部
11
12
13
(総)指伸筋
鼠径靱帯
14
大腿直筋
中間広筋
外側広筋
内側広筋
腓腹筋
前脛骨筋
ヒラメ筋

系統看護学講座 294 ページ

問題 6 骨格筋の作用についてまとめた表である。空欄に運動の名称を書きなさい。

運動	作用	運動	作用
(1　　　)	骨どうしの角度を小さくする。	(2　　　)	骨どうしの角度を大きくする。
(3　　　)	骨を中心軸から遠ざける。	(4　　　)	骨を中心軸に近づける。
(5　　　)	骨の長軸に対し外向きにまわす。	(6　　　)	骨の長軸に対し内向きにまわす。
(7　　　)	(　5　)に相当する前腕のねじりの運動。	(8　　　)	(　6　)に相当する前腕のねじりの運動。

系統看護学講座 293 ページ

体幹の骨格と筋

系統看護学講座 解剖生理学 296〜306 ページ

問題 7 脊柱の構造を示した図である。□ 1〜9 に各部の名称と骨の数を書きなさい。

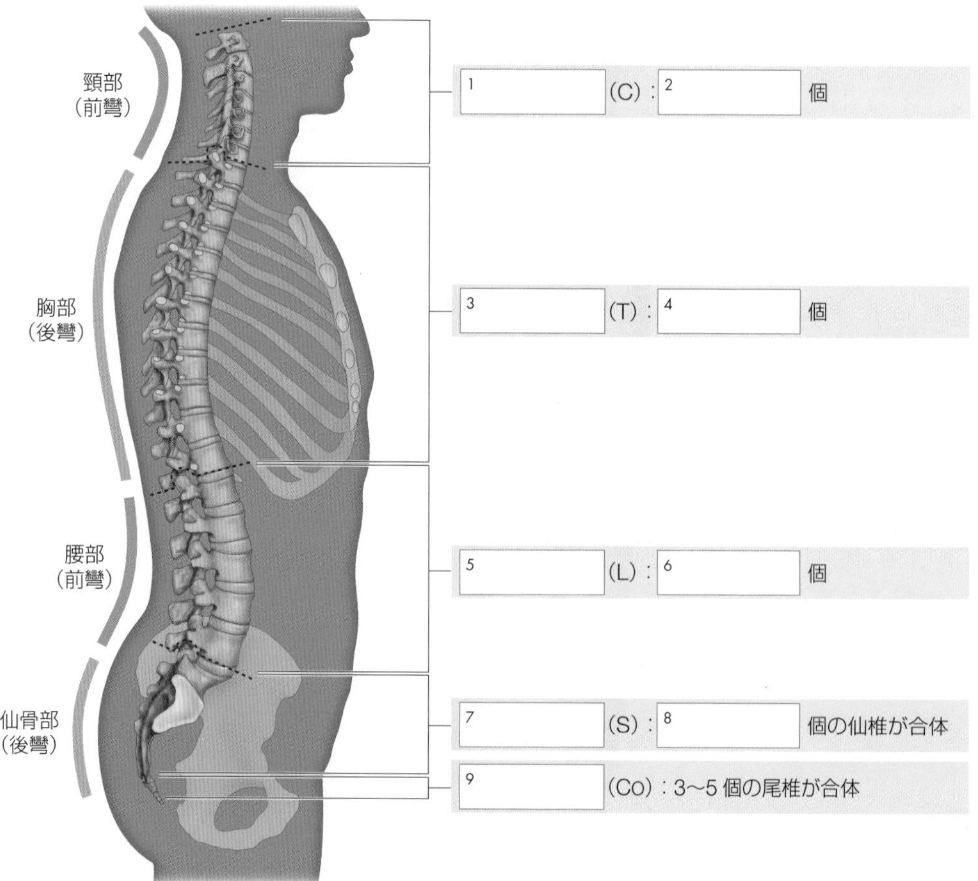

系統看護学講座 297 ページ

問題 8 胸部の構造を示した図である。

① [ ] 1～6 に各部の名称を書きなさい。
② [ ] a～d に適切な数字を書きなさい。

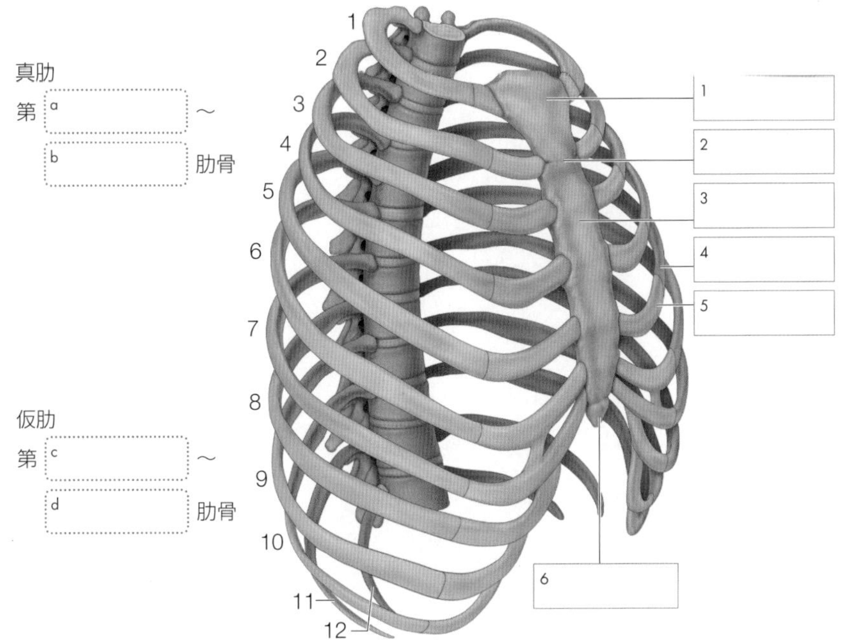

系統看護学講座 300 ページ

問題 9 背部の筋の構造を示した図である。[ ] 1～10 に各部の名称を書きなさい。

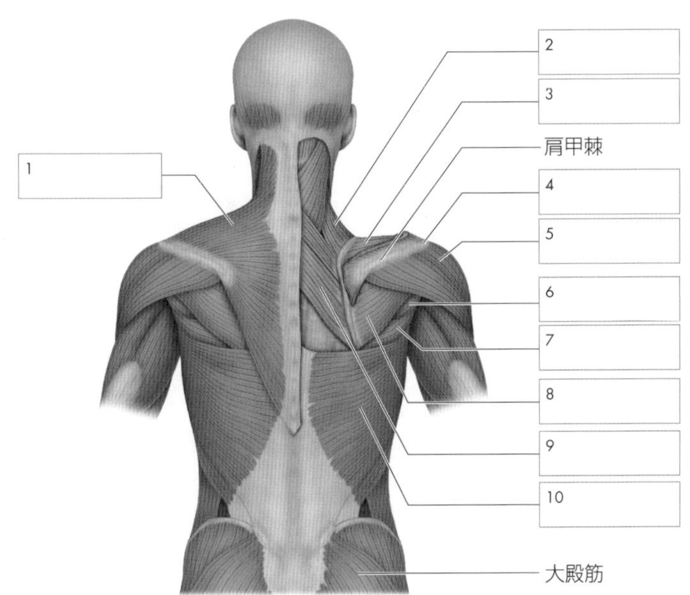

系統看護学講座 301 ページ

問題10 胸腹部前面の筋の構造を示した図である。[　　] 1～12 に各部の名称を書きなさい。

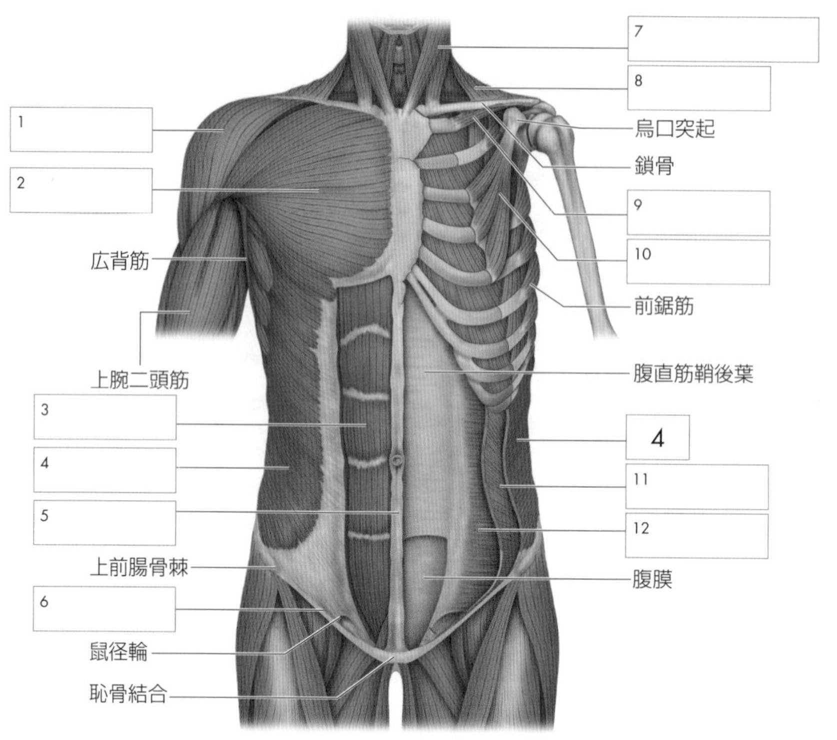

系統看護学講座 302 ページ

問題11 腕を側方に上げ下げするときの，三角筋と大胸筋を示した図である。それぞれの図で，収縮している筋を赤，弛緩している筋を青で塗りなさい。

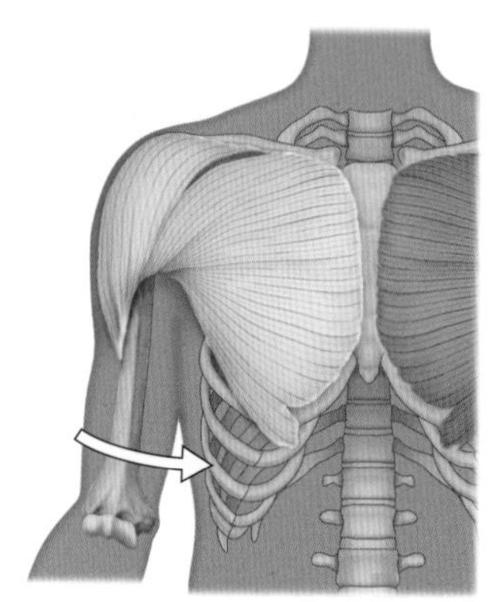

a. 腕を真下に下げたとき

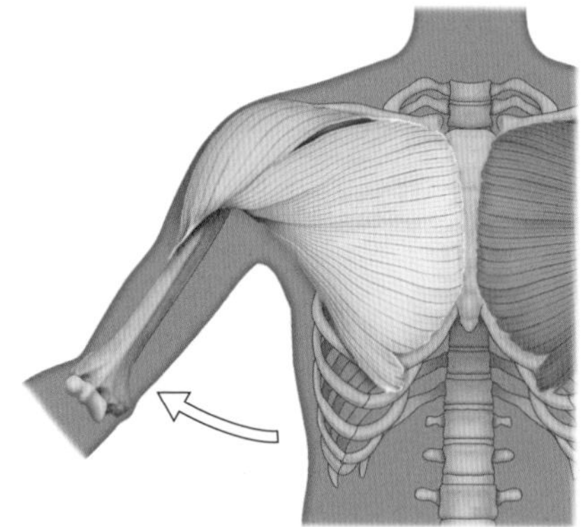

b. 腕を横に少し上げたとき

系統看護学講座 302 ページ

問題 12 呼吸筋の構造を示した図とその模式図である。

①□ 1～4 に各筋の名称を書きなさい。

②右の図中にある矢印を，吸息時の動きを示すものは赤，呼息時の動きを示すものは青で塗りなさい。また下記の文章の空欄を埋めなさい。

■吸息時には(5　　　　)の収縮により肋骨が挙上して胸腔が(6　　　　)くなる。

■呼息時には肋骨は沈下し，胸腔は(7　　　　)くなる。内肋間筋は肋骨の沈下をたすける。

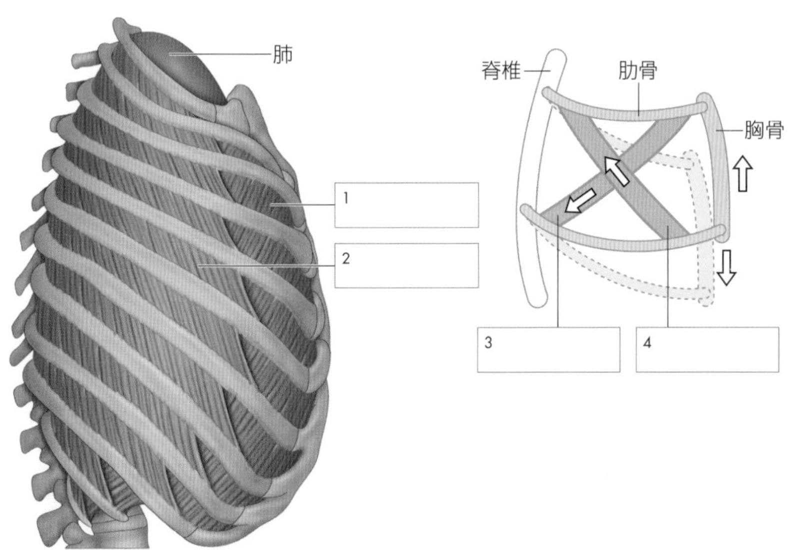

系統看護学講座 303 ページ

問題 13 横隔膜を下方から見た図である。□ 1～4 に各部の名称を書きなさい。

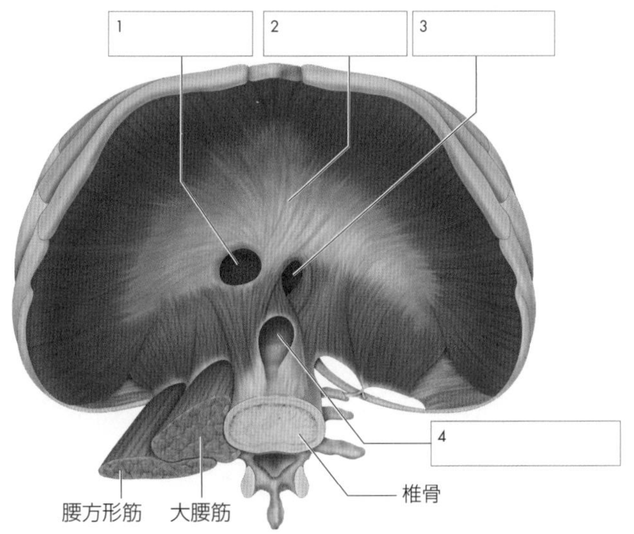

系統看護学講座 304 ページ

解答●15～16 ページ

第11回 身体の支持と運動 2

上肢・下肢・頭頸部の骨格と筋，筋の収縮

上肢の骨格と筋

系統看護学講座 解剖生理学 306～320 ページ

問題 1 上肢帯の骨格を示した図である。

①[ ] 1～12 に各部の名称を書きなさい。

②[ ] a に関節の名称を書きなさい。

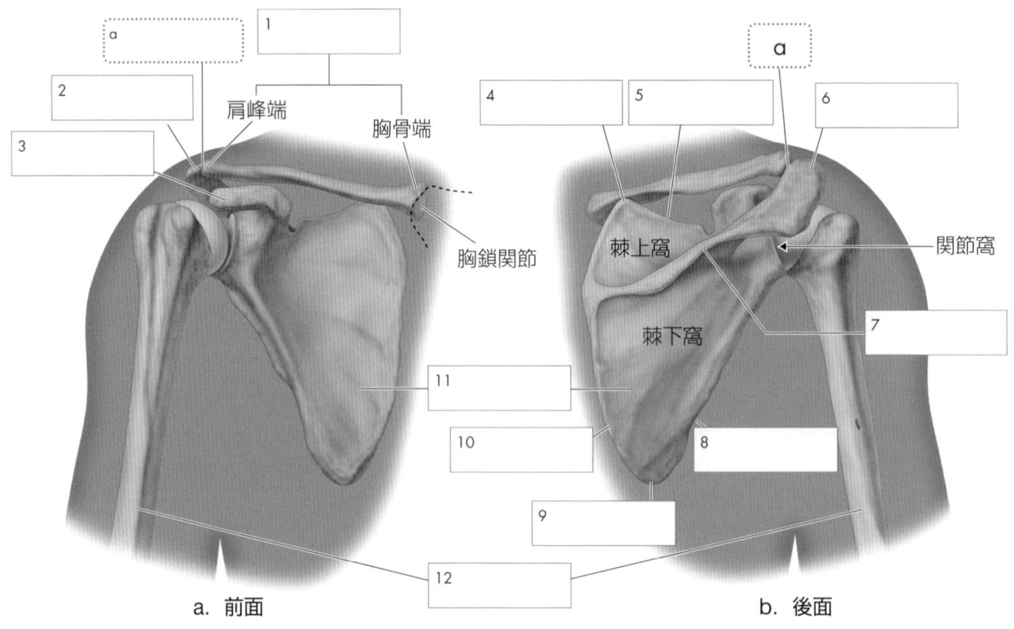

a．前面　　b．後面

系統看護学講座 307 ページ

問題 2 肘関節の運動を示した図である。それぞれの図で，収縮している筋を赤，弛緩している筋を青で塗りなさい。

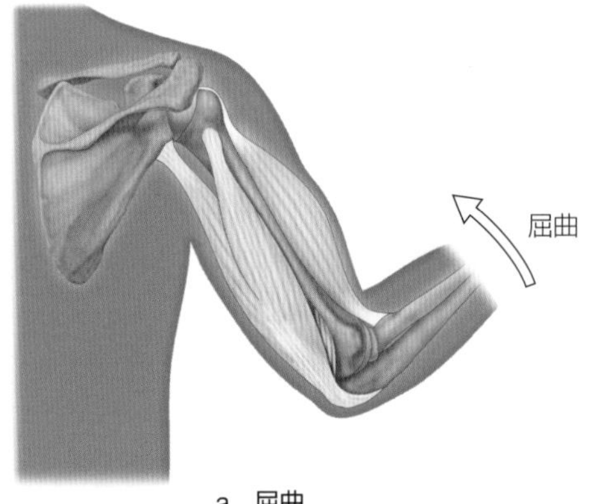

a．屈曲

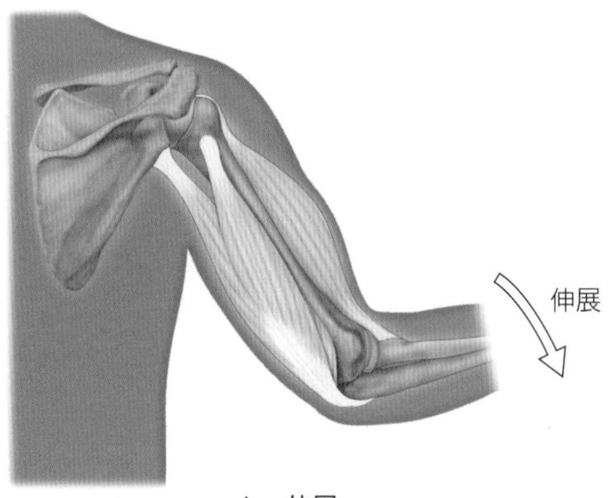

b．伸展

系統看護学講座 318 ページ

問題 3 右手の骨を示した図である。

①[ ] 1〜16 に各骨の名称を書きなさい。

② a. 掌側の図に手根中手関節を赤，中手指節関節を青，指節間関節を黄色の線で示しなさい。

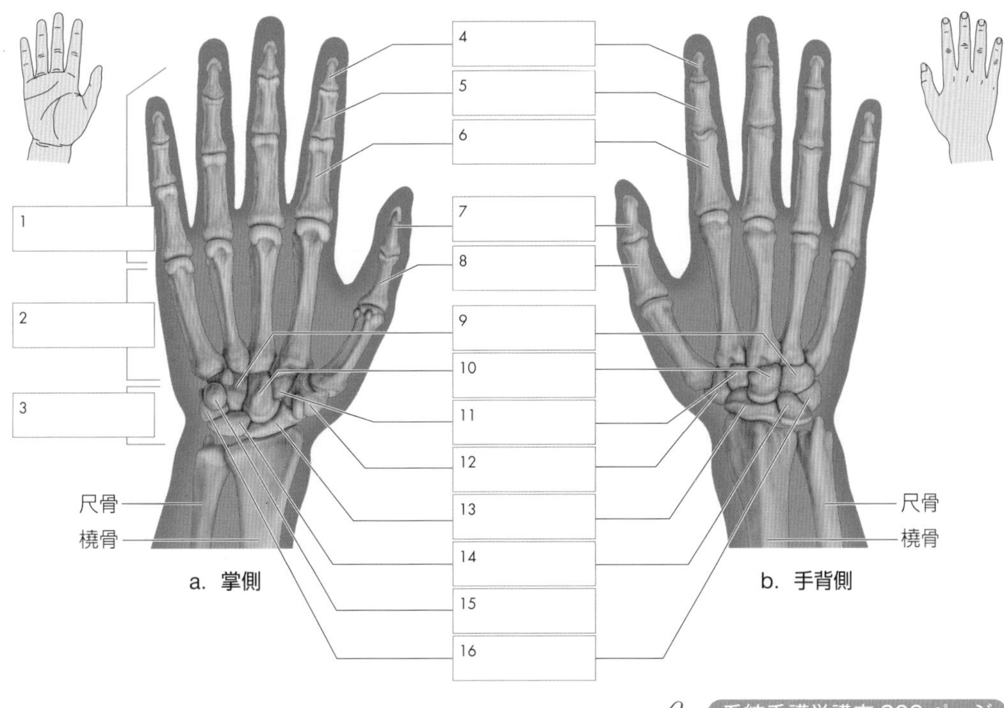

系統看護学講座 309 ページ

問題 4 右の前腕の回内と回外を示した図である。

①回外，回内を示しているのはそれぞれどちらの図か。右の前腕であることに注意して[ ] 1，2 に書きなさい。

②橈骨を赤，尺骨を青で塗りなさい。

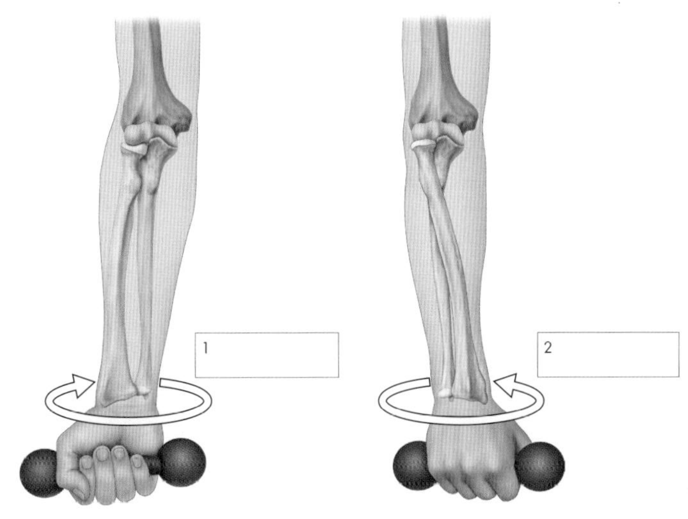

系統看護学講座 318 ページ

問題 5 骨盤と寛骨の構造を示した図である。

① □ 1～23 に各部の名称を書きなさい。

② ⬚ a に関節の名称を書きなさい。

③ a. 女性の骨盤の前面と b. 男性の骨盤の前面の図の骨盤上口を青で塗りなさい。

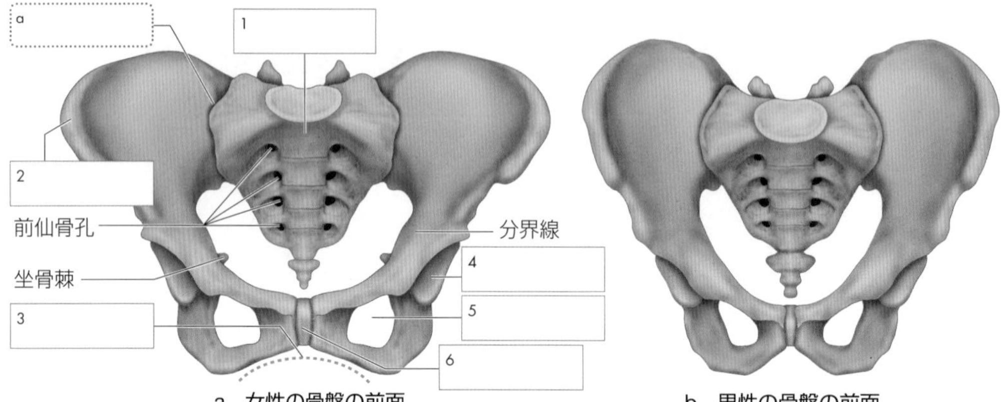

a. 女性の骨盤の前面　　b. 男性の骨盤の前面

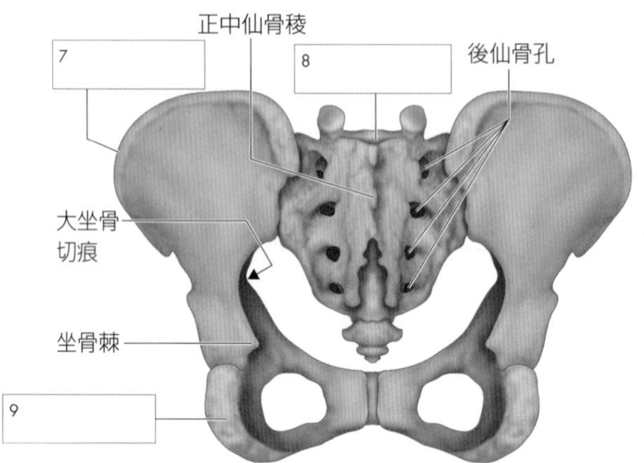

c. 女性の骨盤の後面

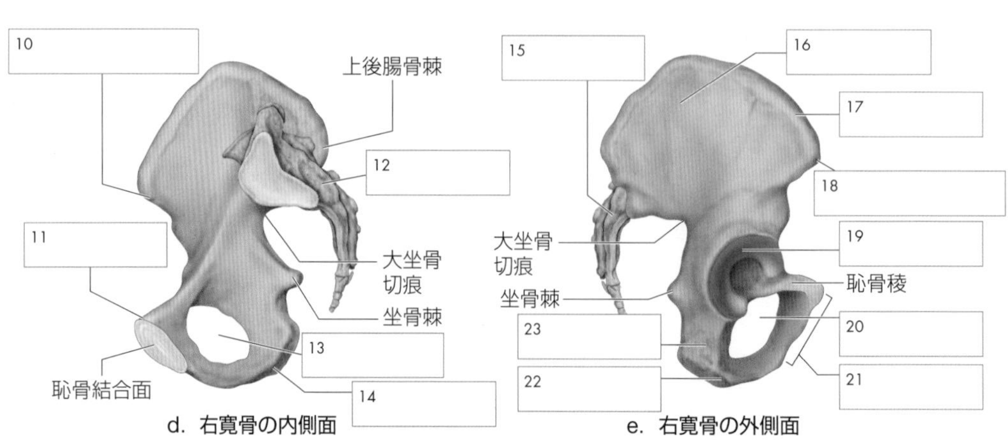

d. 右寛骨の内側面　　e. 右寛骨の外側面

系統看護学講座 322～323 ページ

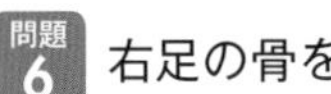

右足の骨を示した図である。

① 1～22 に各骨の名称を書きなさい。

② a，b に各関節の名称を書きなさい。

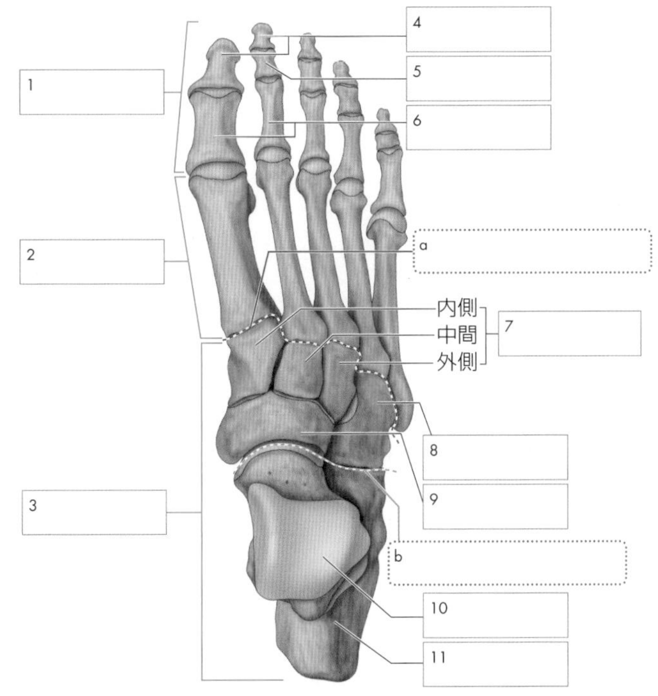

a．上面

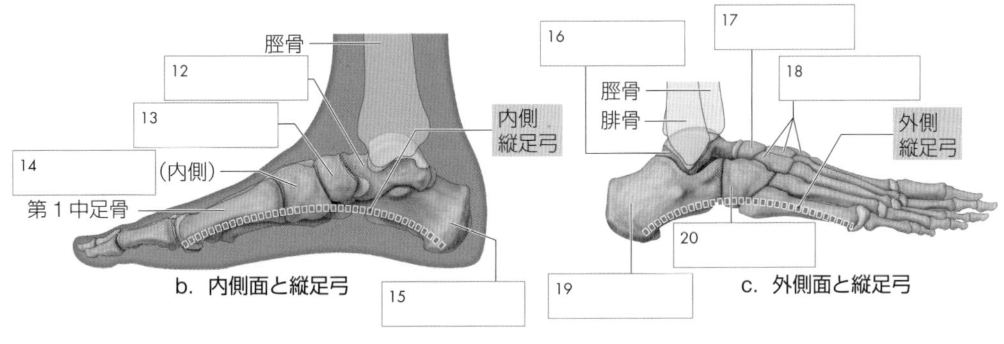

b．内側面と縦足弓

c．外側面と縦足弓

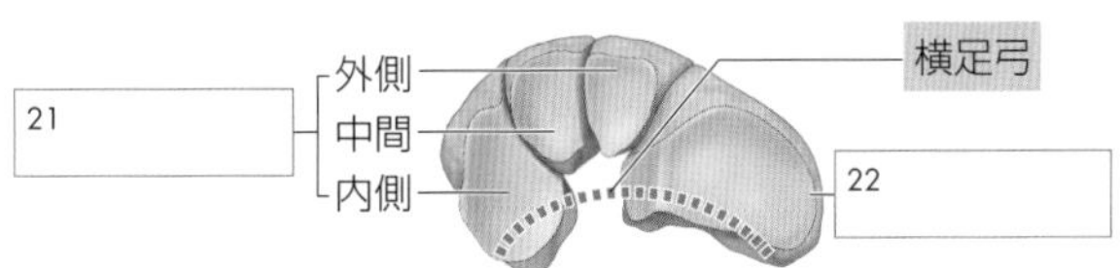

d．関節面と横足弓(距骨と舟状骨を取り除いて後方から見る)

系統看護学講座 324 ページ

問題 7 下肢の筋を示した図である。□ 1〜16 に各部の名称を書きなさい。

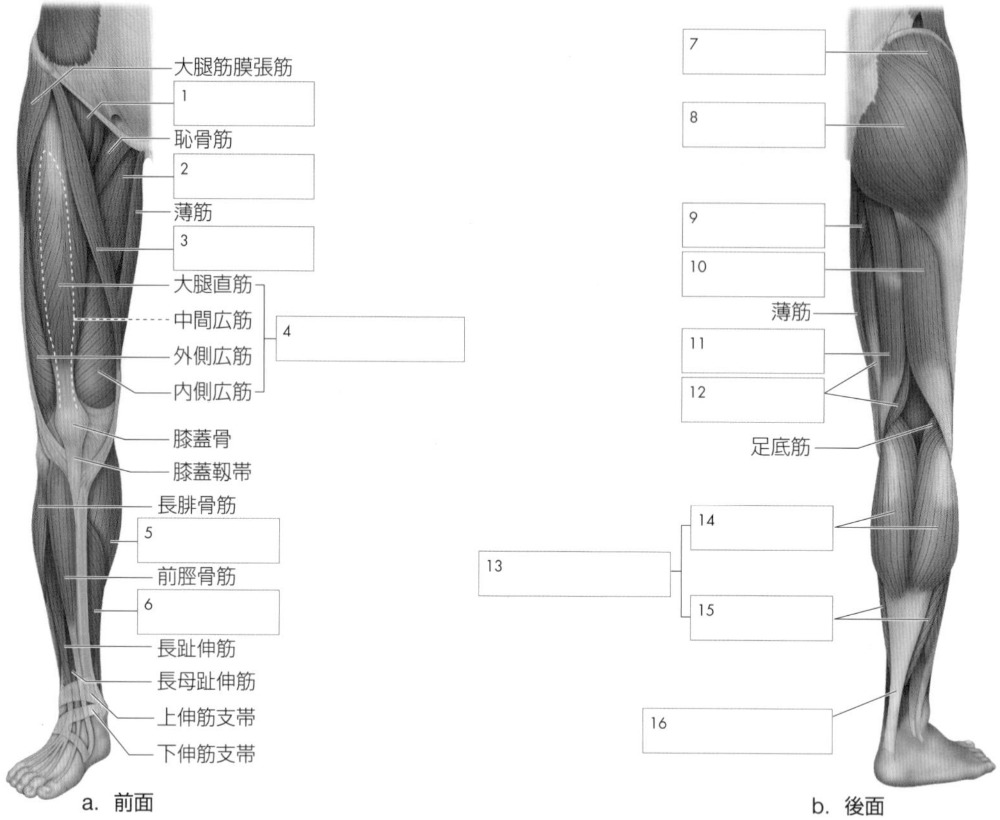

大腿筋膜張筋
1
恥骨筋
2
薄筋
3
大腿直筋
中間広筋
外側広筋
内側広筋
4
膝蓋骨
膝蓋靭帯
長腓骨筋
5
前脛骨筋
6
長趾伸筋
長母趾伸筋
上伸筋支帯
下伸筋支帯

a. 前面

7
8
9
10
薄筋
11
12
足底筋
13
14
15
16

b. 後面

系統看護学講座 327 ページ

問題 8 股関節の運動を示した図である。

①破線で示された大腿骨が白い矢印の方向に動くとき，□ 1，2 に運動の名称を書きなさい。
②それぞれの図で，収縮している筋を赤，弛緩している筋を青で塗りなさい。

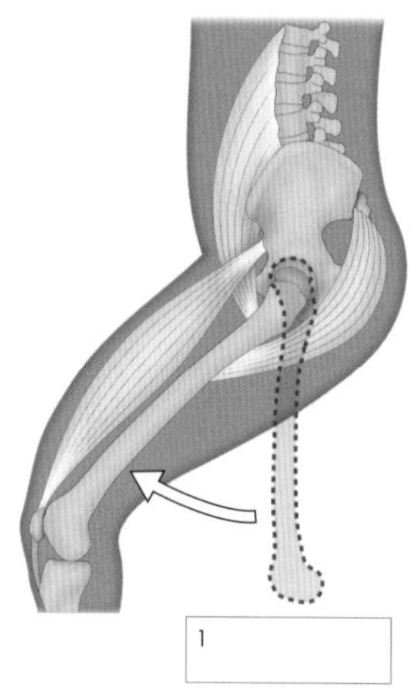

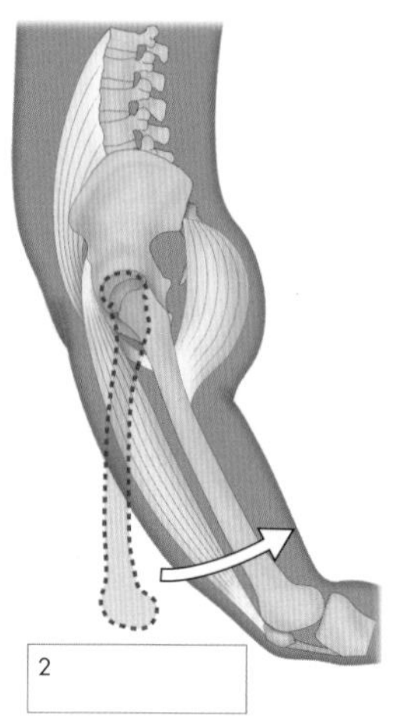

系統看護学講座 330 ページ

頭頸部の骨格と筋

系統看護学講座 解剖生理学 332～339 ページ

問題 9 頭蓋骨を示した図である。□ 1～32 に各部の名称を書きなさい。

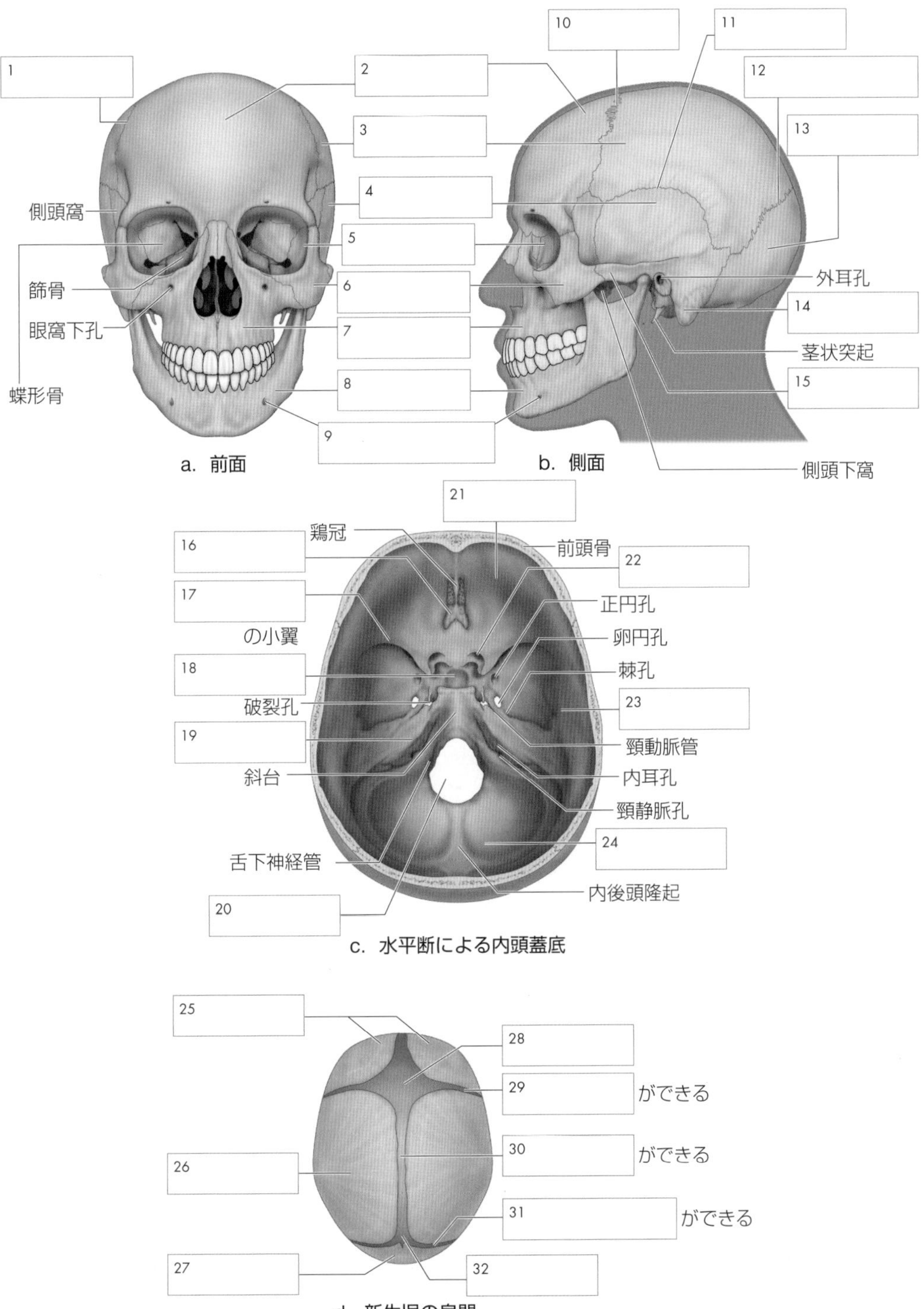

a. 前面

b. 側面

c. 水平断による内頭蓋底

d. 新生児の泉門

系統看護学講座 333～334 ページ

問題10 表情筋を示した図である。□1～9に各部の名称を書きなさい。

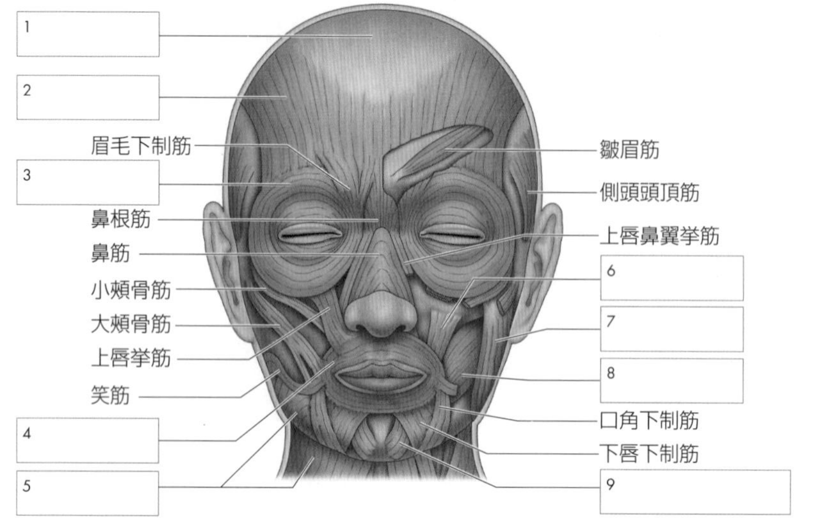

系統看護学講座 337 ページ

筋の収縮

系統看護学講座 解剖生理学 339～351 ページ

問題11 筋線維の構造を示した図である。□1～16に各部の名称を書きなさい。

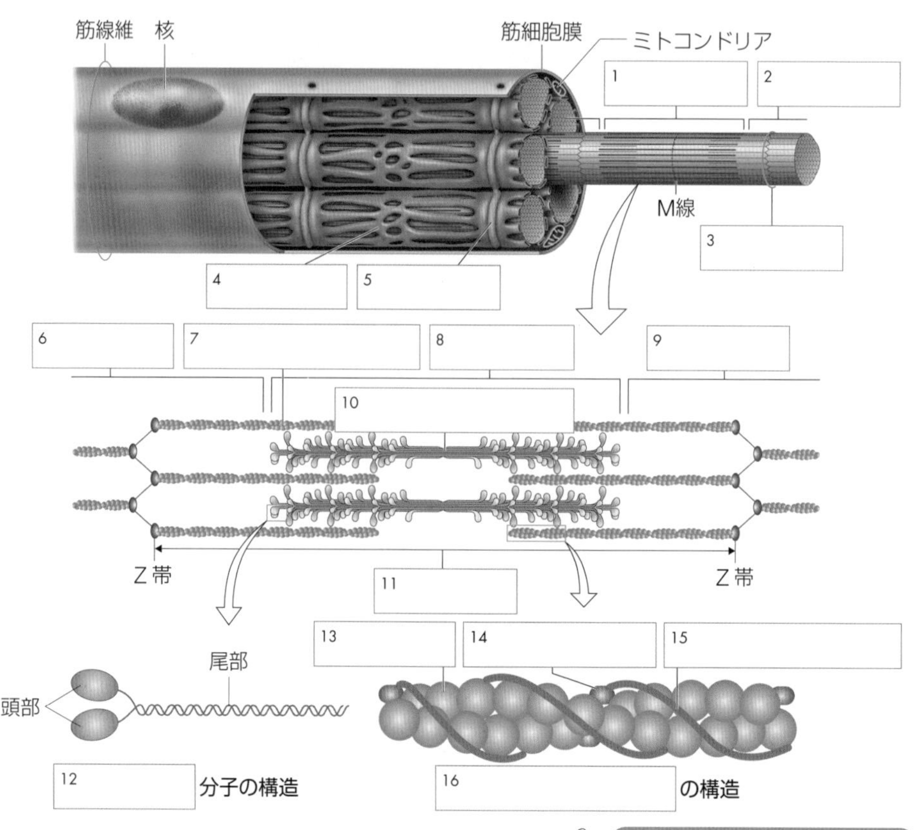

系統看護学講座 341 ページ

問題 12 骨格筋収縮について説明した表である。空欄を埋めなさい。

	名称	説明	例
種類	([1]　　　)	単一の活動電位でおきる一過性の収縮。	一瞬のまばたきなど。
	([2]　　　)	単収縮が終わる前に筋が刺激されると([3]　　　)がおこる。さらに刺激頻度を増やすと，収縮の強さは([4]　　　)になる。	生体における骨格筋の収縮のほとんど。
様式	([5]　　　)	筋の([6]　　　)が一定のまま張力が発生する。	動かない壁を押す。力こぶをつくる。
	([7]　　　)	筋が一定の張力を発生しながら，([8]　　　)する。	物を持ち上げる。

系統看護学講座 344～345 ページ

問題 13 心筋と骨格筋の長さと張力の関係を比較したグラフである。

①骨格筋の活動張力，静止張力をあらわしているグラフはどれか。活動張力を赤，静止張力を青でなぞりなさい。

②心筋の活動張力，静止張力をあらわしているグラフはどれか。活動張力をオレンジ，静止張力を緑でなぞりなさい。

③骨格筋の活動張力と静止張力を合計したグラフはどのようになるか。図中に書きなさい。

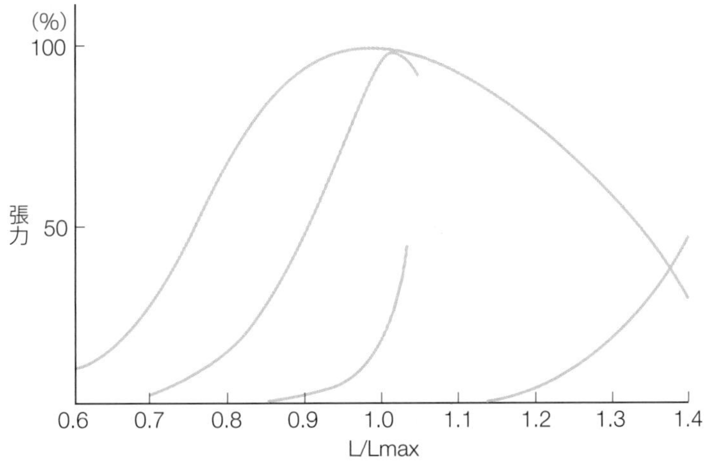

系統看護学講座 350 ページ

解答● 17～18ページ

第12回 情報の受容と処理 1

ニューロン・脳・脊髄のしくみとはたらき

神経系の構造と機能

系統看護学講座 解剖生理学 359～368ページ

問題1 末梢神経のニューロンの構造を示した図である。

①□ 1～6に各部の名称を書きなさい。

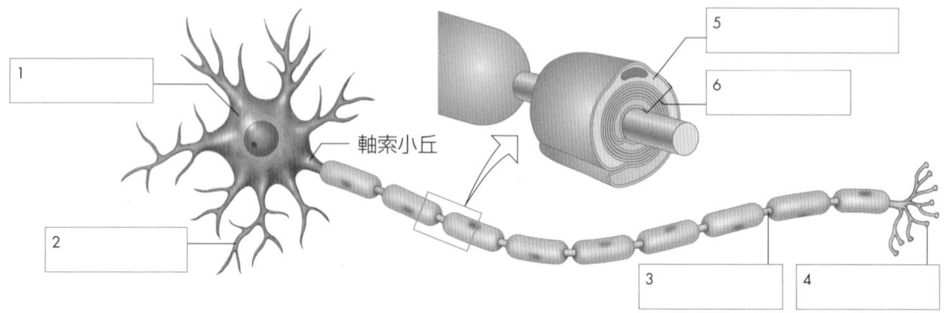

②中枢神経の支持細胞について説明した下記の文章の空欄を埋めなさい。

■中枢神経の支持細胞には何種類かあるが，これらはまとめて(7　　　　　　　)とよばれる。

系統看護学講座 360ページ

問題2 ニューロンの静止電位と活動電位を表したグラフである。

①グラフの静止電位を示す部分を青，活動電位を示す部分を赤でなぞりなさい。
②刺激を受けたのは，横軸のどの部分にあたるか，グラフの横軸に矢印を書きなさい。
③閾値は縦軸のどの高さか。グラフに線を書きなさい。

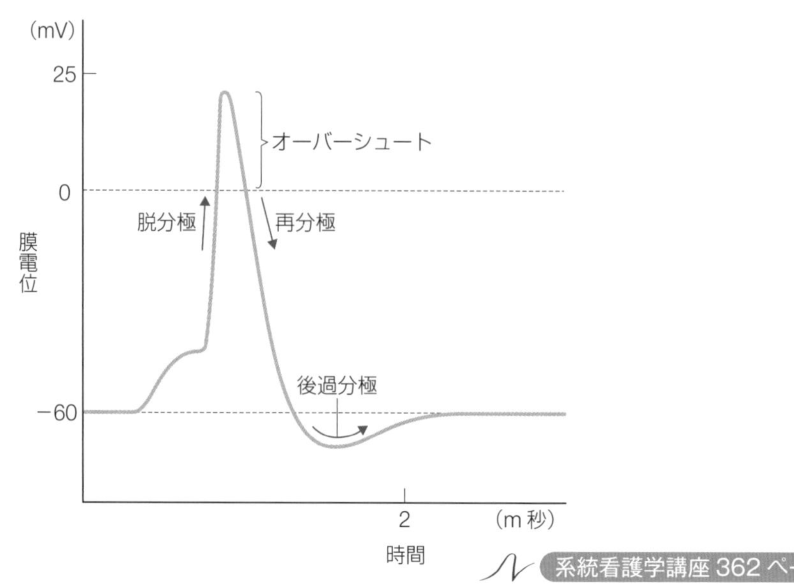

系統看護学講座 362ページ

問題 3 軸索を拡大し，興奮伝導のしくみを模式的に示した図である。

① a の図を，興奮部を赤，それ以外の部分を黄色で塗りなさい。

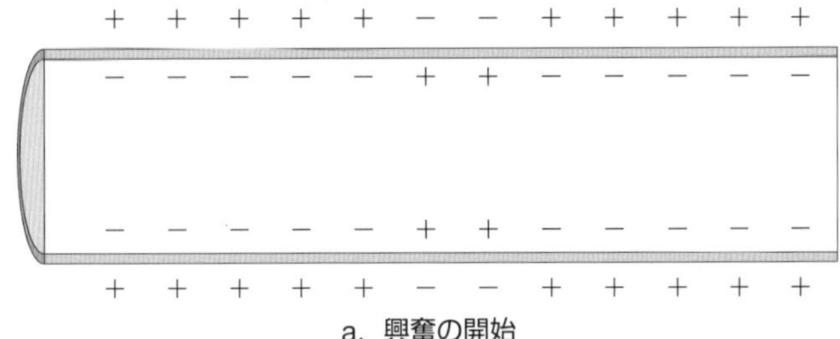

a．興奮の開始

② b の図は，a の図の状態から時間が経過した状態をあらわしている。a の図を参考に，電荷を書きなさい。また，［　］1 に適切な用語を入れなさい。

12

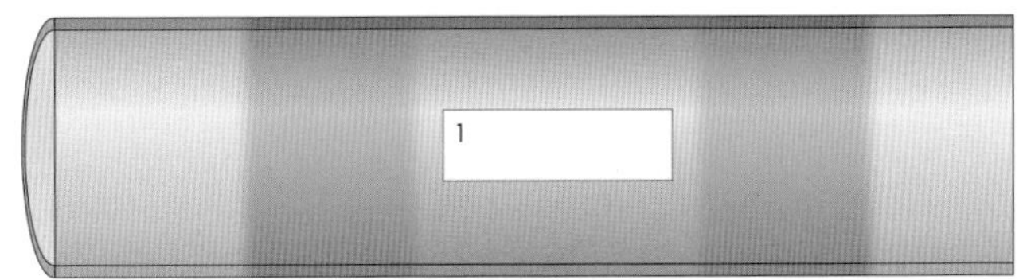

b．興奮の伝導

系統看護学講座 362 ページ

問題 4 シナプスにおける興奮の伝達のしくみを示した図である。図中の①～⑥でおきていることを説明した下記の文章の空欄を埋めなさい。

■① (1　　　　　)がシナプス前細胞の末端部に伝わる。

■② (2　　　　　　　　)が開いて Ca^{2+} が流入する。

■③ (3　　　　　　)に向かって，(4　　　　　　)から神経伝達物質が放出される。

■④ シナプス後細胞の細胞膜にある神経伝達物質の(5　　　　　)に，神経伝達物質が結合する。

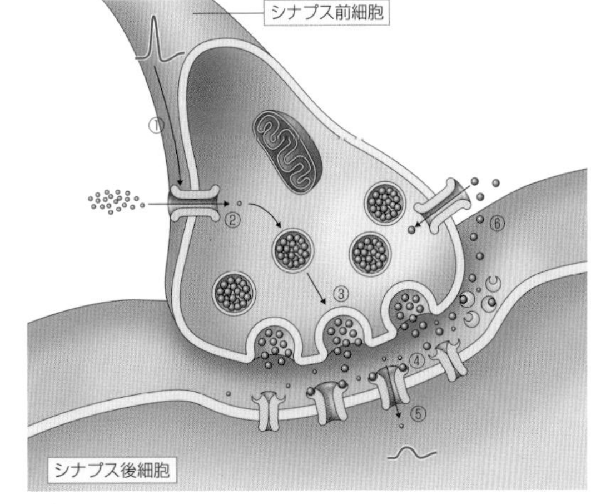

■⑤ (6　　　　　)性シナプスでは，イオンチャネルが開くことにより Na^{+} がシナプス後細胞に流入し，(7　　　　　)がおこる。

■⑥ 神経伝達物質がシナプス前細胞にある (8　　　　　　　　　) で回収されたり，(9　　　　　)で分解されたりすることで，すみやかにもとの状態に戻る。

系統看護学講座 364 ページ

脊髄と脳

系統看護学講座 解剖生理学 368～391 ページ

問題 5 脊髄の構造を示した図である。□ 1～20 に各部の名称を書きなさい。

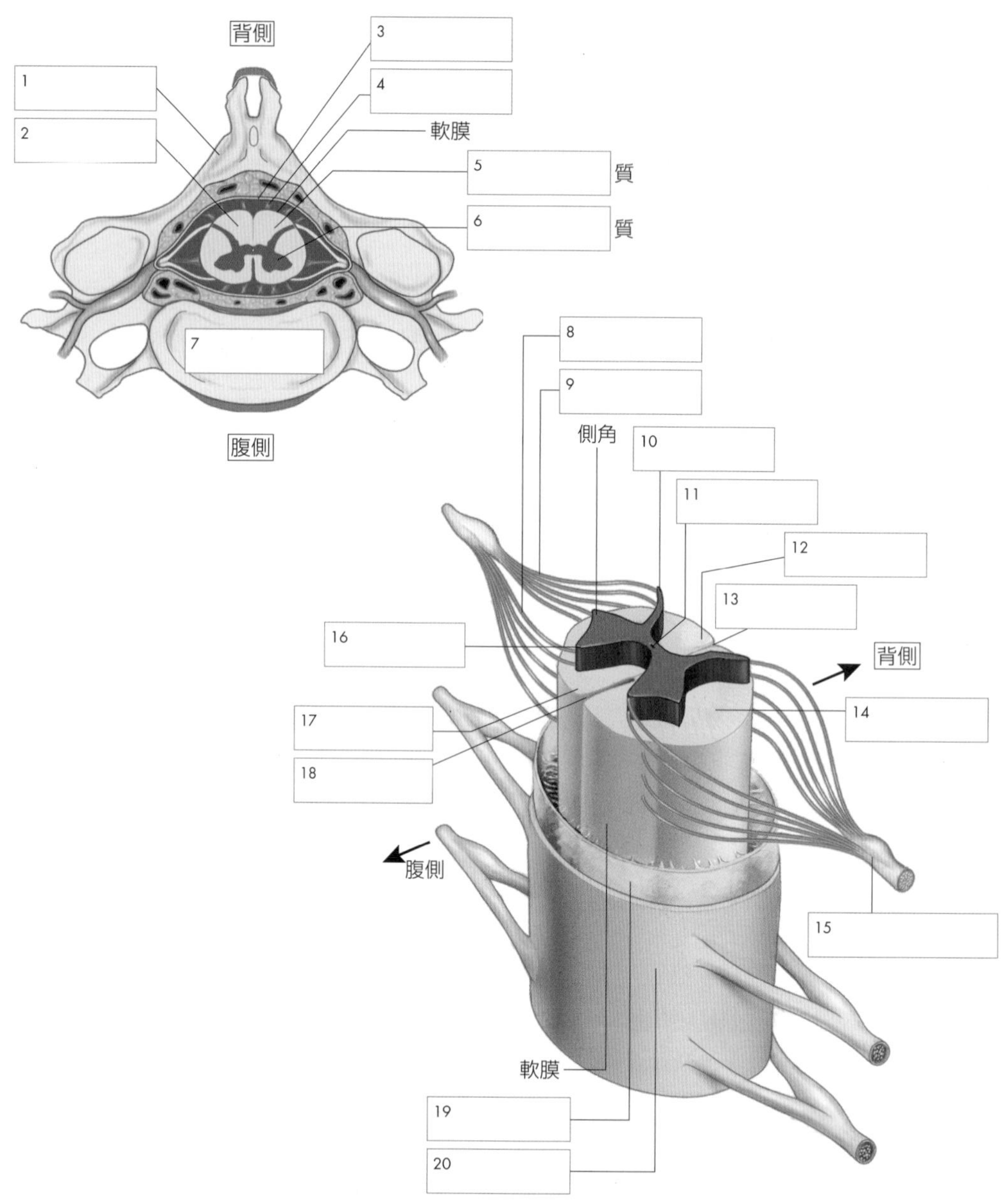

系統看護学講座 369 ページ

問題 6 脊髄神経の全体像を示した図である。脊髄神経は，通過する椎間孔の高さによって名前がつけられている。

① 1～11 に各神経，神経叢の名称を書きなさい。

② a～e に適切な数字を書きなさい。

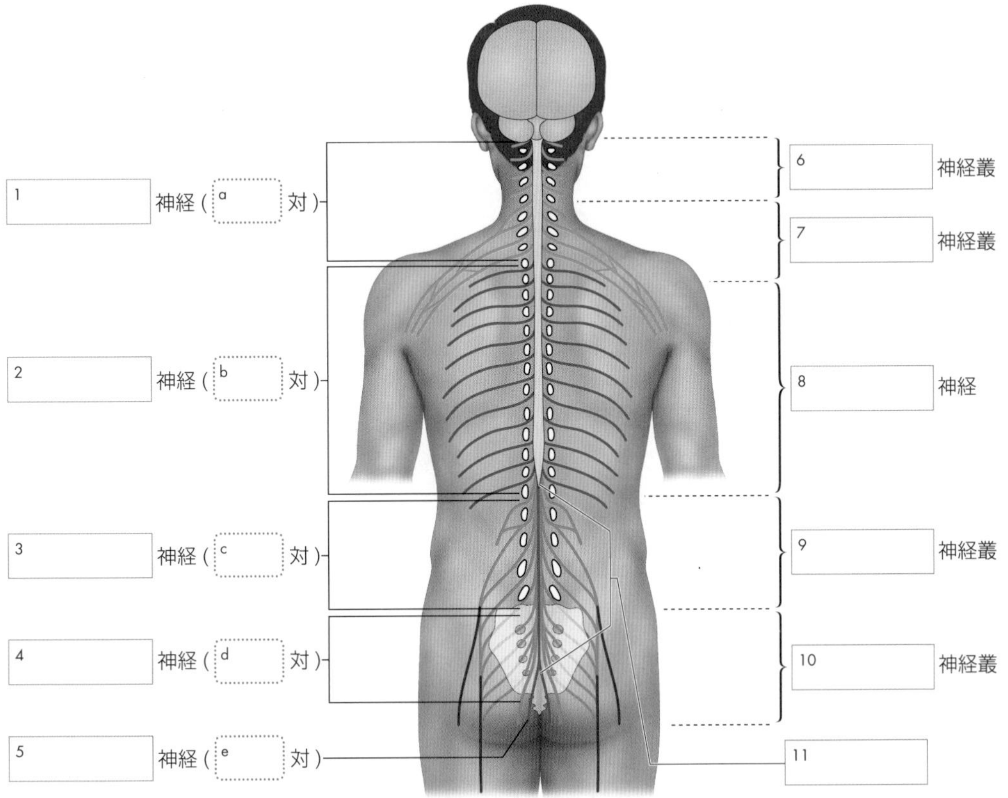

系統看護学講座 383 ページ

問題 7 脳の左外側面を示した図である。 1～11 に各部の機能局在を書きなさい。

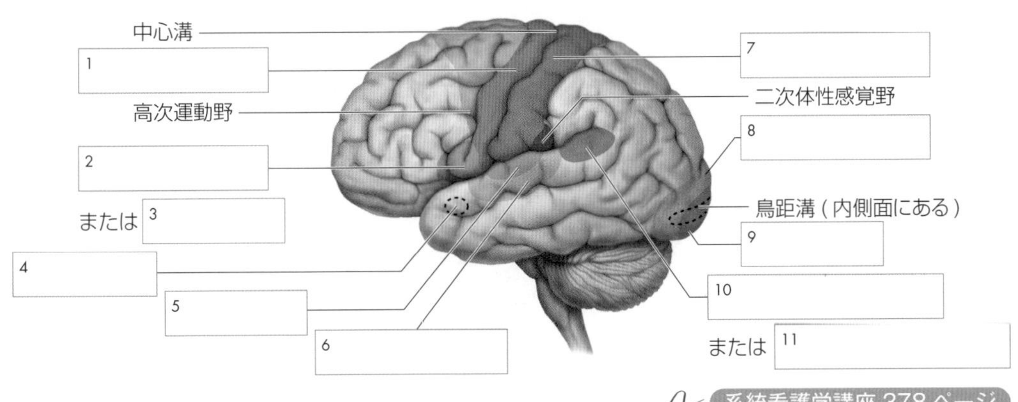

系統看護学講座 378 ページ

12

問題 8 脳の正中断面を示した図である。☐ 1～16 に各部の名称を書きなさい。

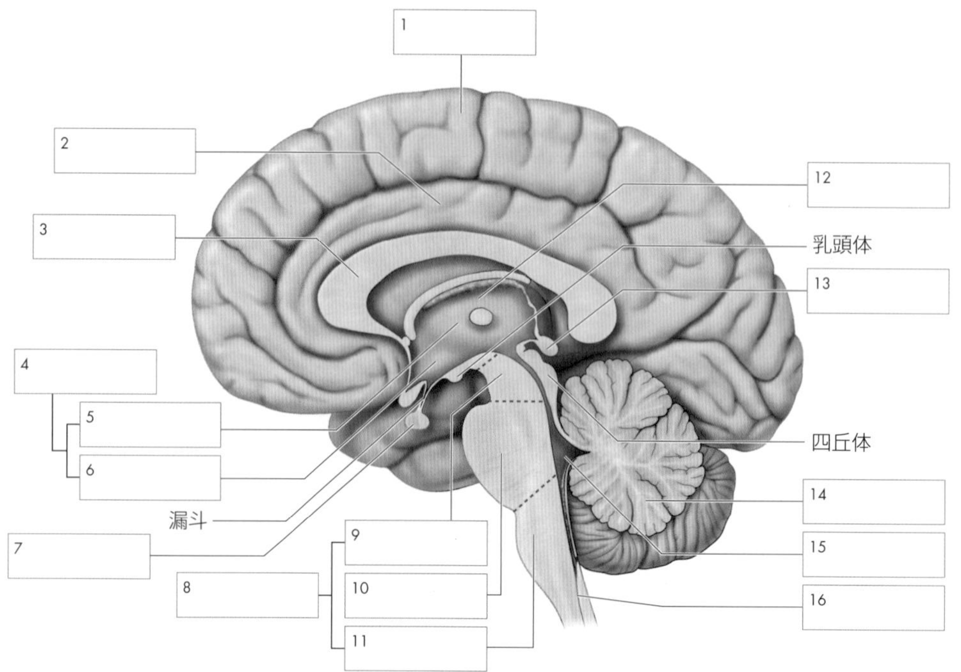

系統看護学講座 372 ページ

問題 9 脳の左外側面を示した図である。

①☐ 1～5 に各部の名称を書きなさい。

②前頭葉を赤，頭頂葉を黄，後頭葉を緑，側頭葉を青で塗りなさい。

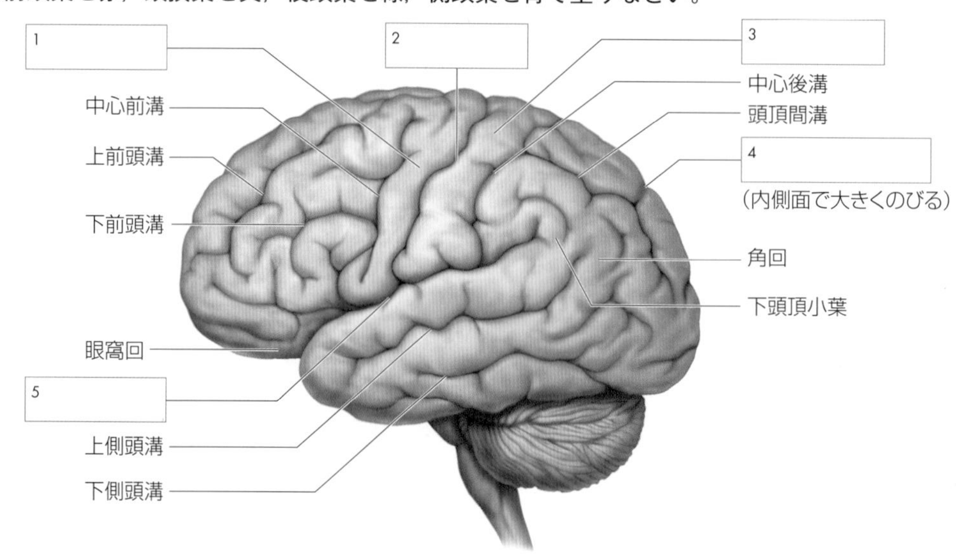

系統看護学講座 376 ページ

問題 10 脳の正中断面を示した図である。わかりやすいように大脳の辺縁系を青くしている。
□ 1～6 に大脳の辺縁系の各部の名称を書きなさい。

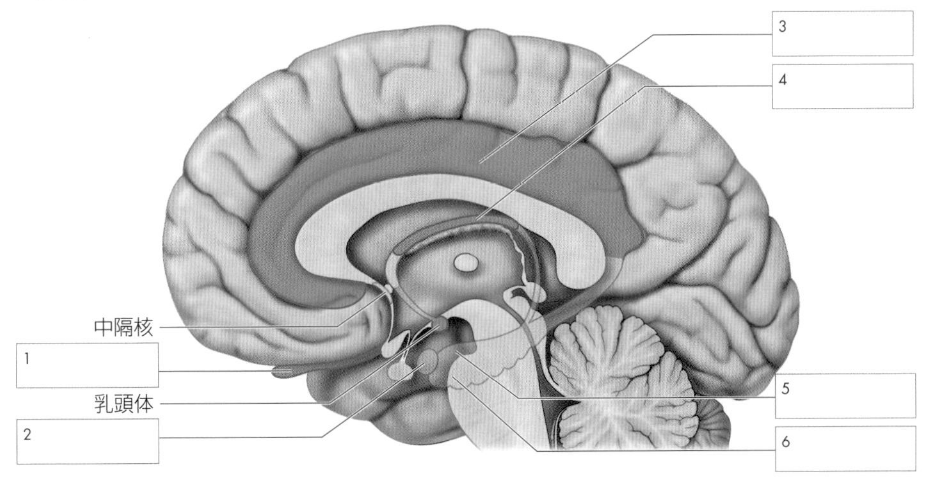

系統看護学講座 377 ページ

問題 11 脳を底面から見たときの図である。

①□ 1～12 に各脳神経の名称を書きなさい。
②脳神経を黄色で塗りなさい。

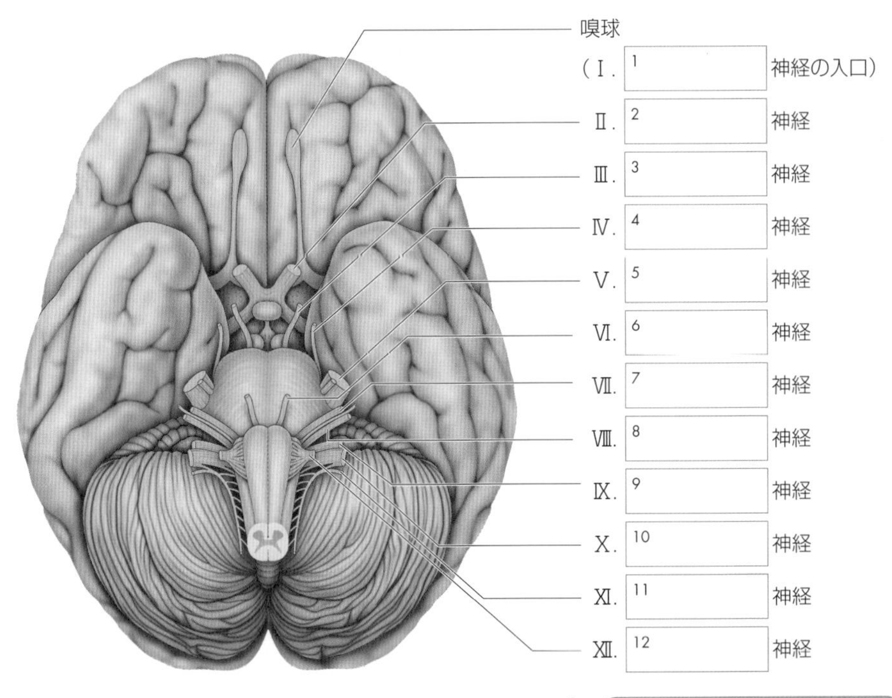

系統看護学講座 388 ページ

第13回 情報の受容と処理 2

体性感覚，感覚器，脳の統合機能

解答● 19 ページ

体性感覚と上行伝導路

系統看護学講座 解剖生理学 394～397 ページ

問題 1 視覚伝導路を模式的に示した図である。

①□ 1～6 に各部の名称を書きなさい。

②視野を赤と青で示している。赤の情報と青の情報がどのように脳に伝わっていくか。赤の情報が伝わる経路を赤，青の情報が伝わる経路を青でなぞりなさい。

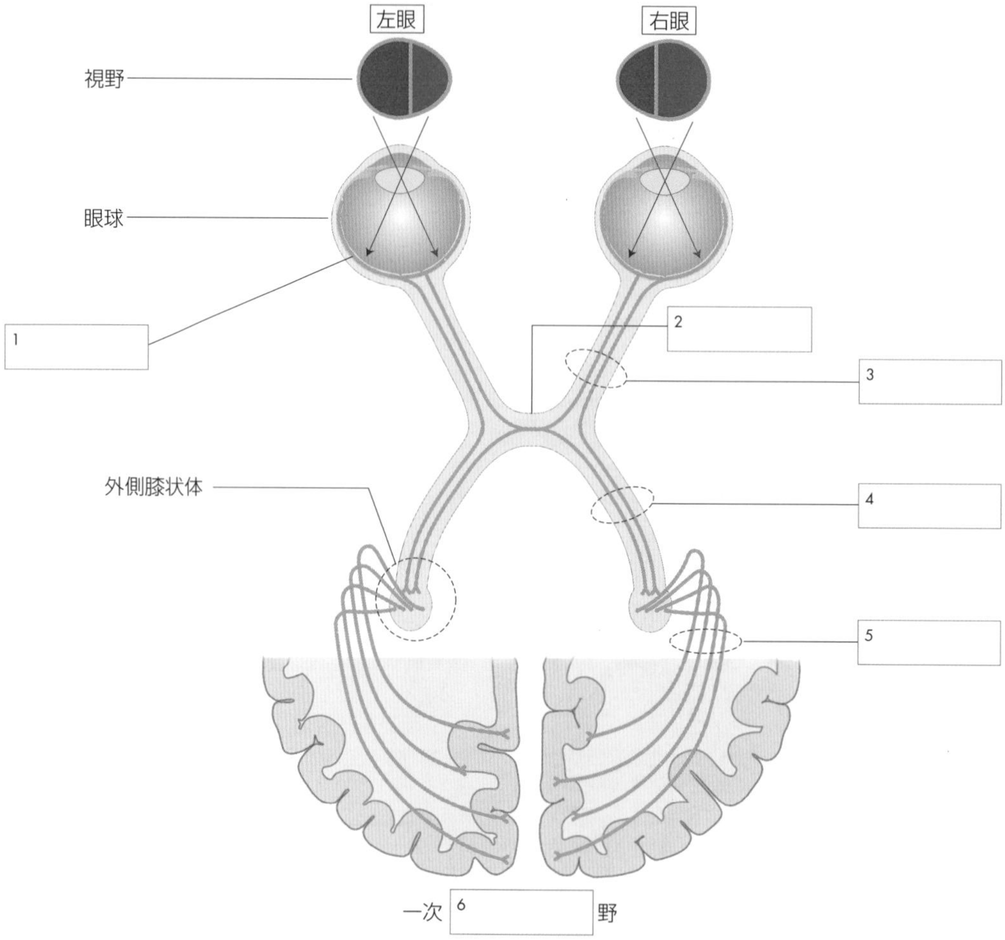

左眼　右眼

視野

眼球

1

2

3

外側膝状体

4

5

一次 6 野

系統看護学講座 396 ページ

眼の構造と視覚

系統看護学講座 解剖生理学 397～407 ページ

問題 2 眼球の構造を示した図である。□ 1～12 に各部の名称を書きなさい。

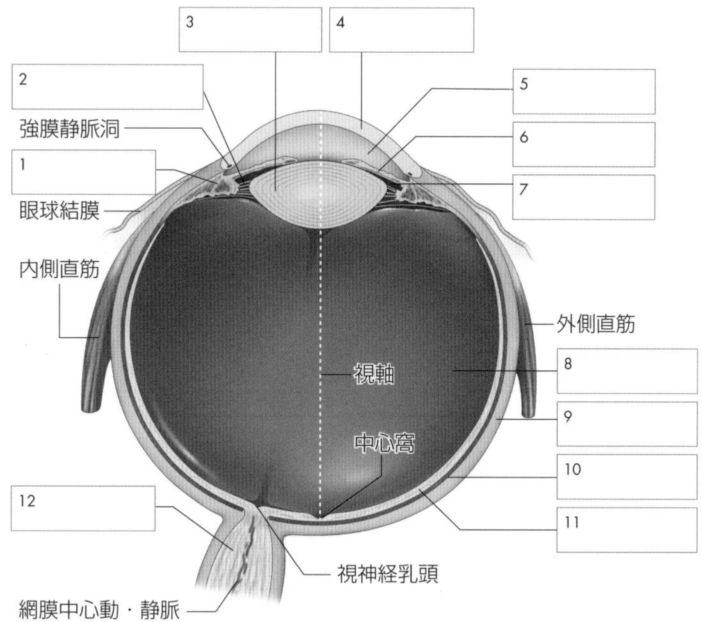

系統看護学講座 397 ページ

問題 3 眼房部の構造を示した図である。□ 1～13 に各部の名称を書きなさい。

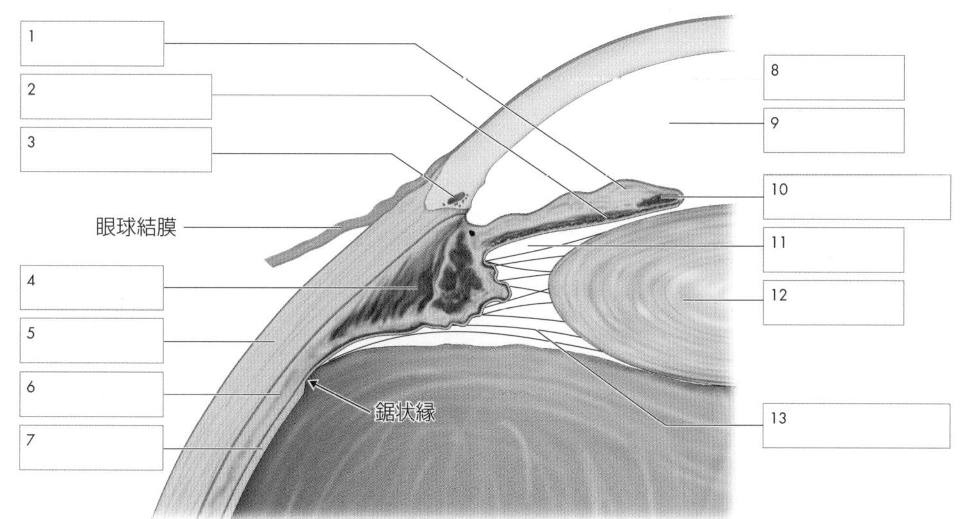

系統看護学講座 398 ページ

13

問題4 外眼筋の構造を示した図である。□ 1～11 に各筋の名称を書きなさい。

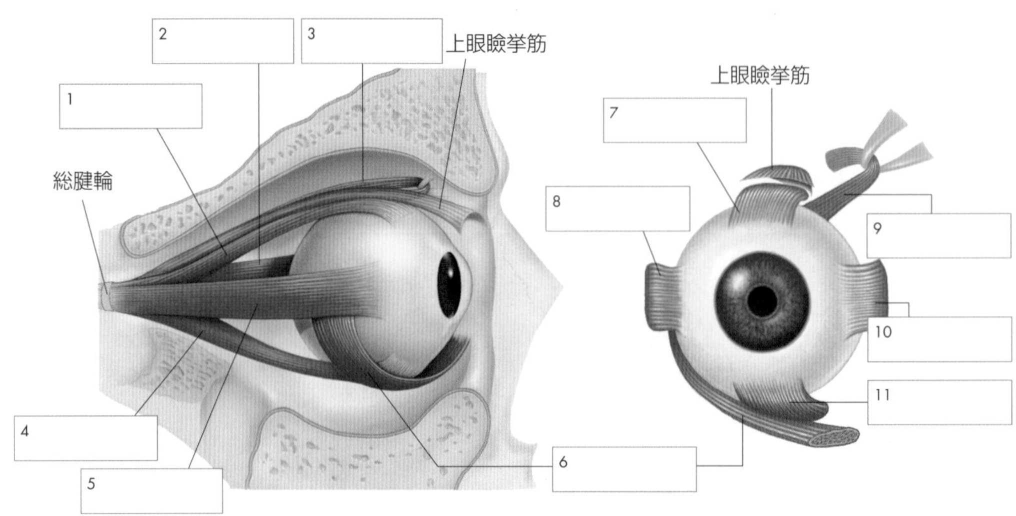

系統看護学講座 403 ページ

問題5 視細胞と視神経について説明した下記の文章の空欄を埋めなさい。

■視細胞のうち，(1　　　　)は(2　　　　)という感光色素をもち，光の感度が高く，色を区別しない。一方，(3　　　　)は(4　　　　)という感光色素をもち，光の感度は低いが，異なる色を感知する 3 種類がある。

■網膜の神経節細胞から出た軸索は，(5　　　　)に向かって集まり，ここで眼球を離れて(6　　　　)に入る。

■(　5　)の外側 4～5 mm の場所に，(7　　　　)があり，その中央に(8　　　　)というくぼみがある。ここは視細胞の(　3　)が集まり，視野の中心になって，高い視力が得られる。

系統看護学講座 399 ページ

問題6 眼球に関する反射をまとめた表である。空欄を埋めなさい。

種類	説明
(1　　　　)反射	近いものを注視すると，両眼の視軸が鼻側に寄るが，このとき反射的に(2　　　　)が縮小する。
(3　　　　)反射	角膜や眼の周囲の皮膚にものが触れたり，眼前に急に物体が近づいたりすると，反射的に眼瞼が閉じる。
(4　　　　)反射	(　3　)のうち，とくに(5　　　　)の刺激によるものであり，中枢神経の障害を検査するのに用いられる。

系統看護学講座 407 ページ

耳の構造と聴覚・平衡覚

系統看護学講座 解剖生理学 408～413 ページ

問題 7 耳の構造を示した図である。□ 1～11 に各部の名称を書きなさい。

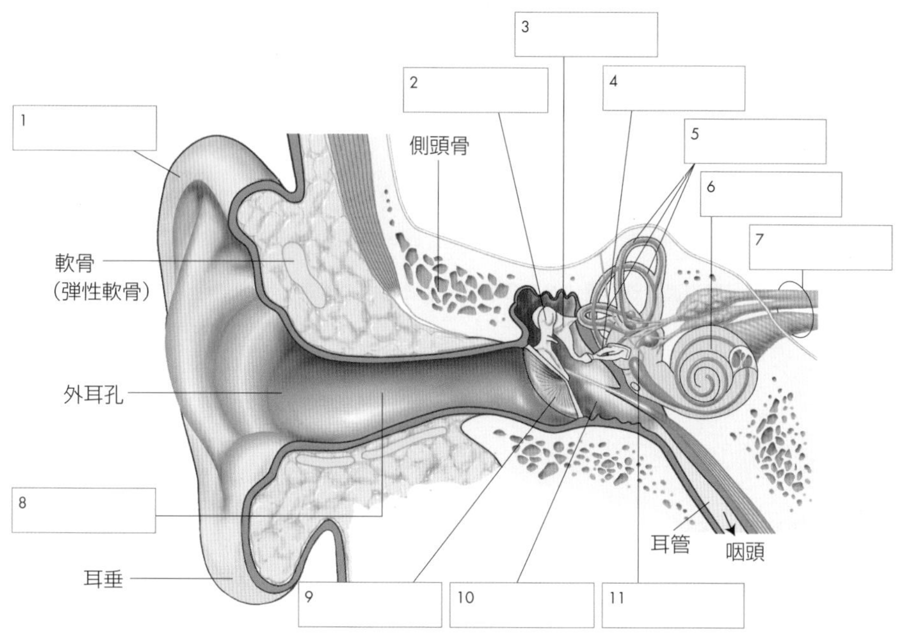

系統看護学講座 408 ページ

問題 8 骨迷路と膜迷路の構造を示した図である。□ 1～12 に各部の名称を書きなさい。

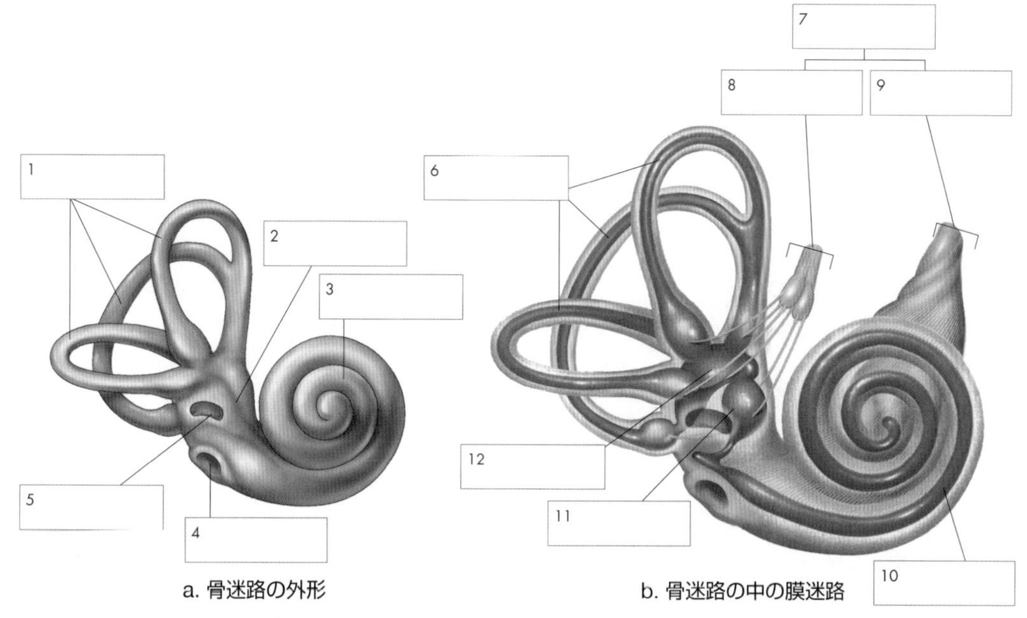

a. 骨迷路の外形

b. 骨迷路の中の膜迷路

系統看護学講座 409 ページ

13

問題 9 平衡覚を感知するしくみを示した図である。頭を水平から矢印の方向へ傾けたとき，平衡斑ではどのようなことがおこるか，図示しなさい。

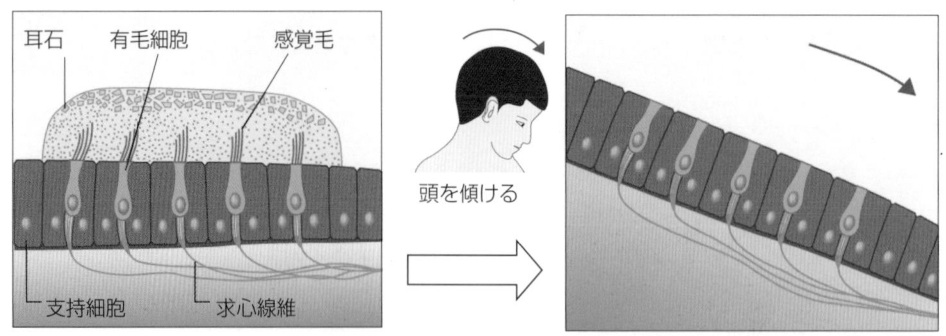

卵形嚢と球形嚢にある平衡斑による傾きの感知

系統看護学講座 411 ページ

13

味覚と嗅覚

系統看護学講座 解剖生理学 413～415 ページ

問題 10 味覚について説明した下記の文章の空欄を埋めなさい。

■味覚の受容器は（1　　　　　）とよばれる。

■味には色々な種類があるが，（2　　　　　），（3　　　　　），（4　　　　　），（5　　　　　），（6　　　　　）の５つの基本味が混合して生じる。

系統看護学講座 413～414 ページ

問題 11 嗅覚器の構造を示した図である。□ 1～7 に各部の名称を書きなさい。

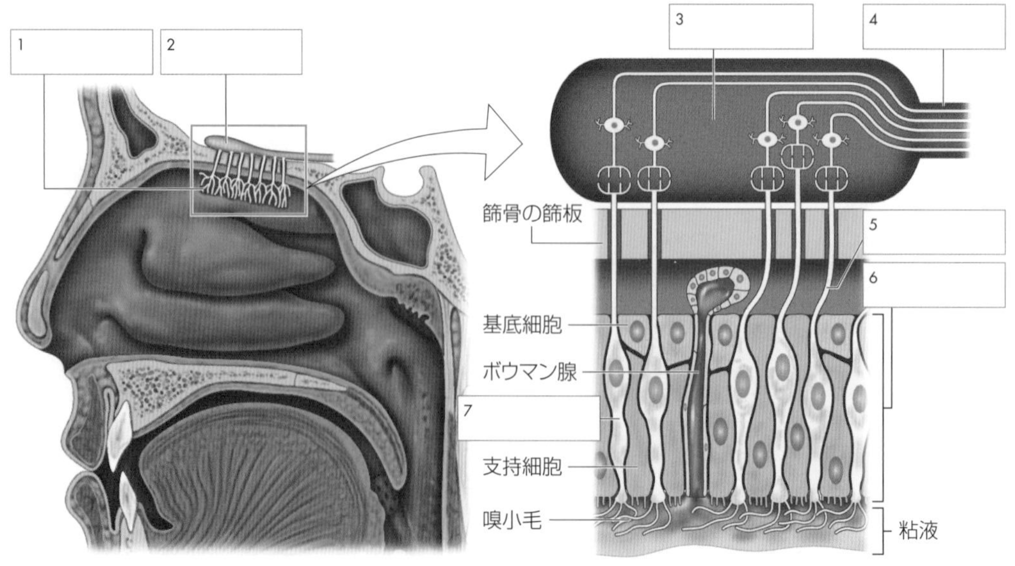

系統看護学講座 415 ページ

痛み（疼痛）

系統看護学講座 解剖生理学 415～420ページ

問題12 痛みについて説明した下記の文章の空欄を埋めなさい。

■痛覚は大きく（1　　　　　）と（2　　　　　）に分けられる。

■（　1　）はさらに，皮膚や粘膜でおきる（3　　　　　）と，骨膜・関節・筋などでおきる（4　　　　　）に分けられる。

■組織が損傷を受けると，（5　　　　　）とよばれる生理活性物質が傷害された細胞で産生される。

■（　2　）は皮膚の痛みとして感じられることがある。これを（6　　　　　）という。

系統看護学講座 416～419ページ

脳の統合機能

系統看護学講座 解剖生理学 420～431ページ

問題13 睡眠について説明した文章と睡眠の周期をあらわした図である。

①下記の文章の空欄を埋めなさい。

■睡眠は，（1　　　　　）眼球運動が生じる（2　　　　　）と（3　　　　　）から構成される。

■夜になると眠り，朝になると目がさめるように，睡眠と覚醒には（4　　　　　）がみられる。（　4　）の中枢は（5　　　　　）の視交叉上核にある。

②下記の図で（　2　）に該当する部分を赤，（　3　）に該当する部分を青で塗りなさい。

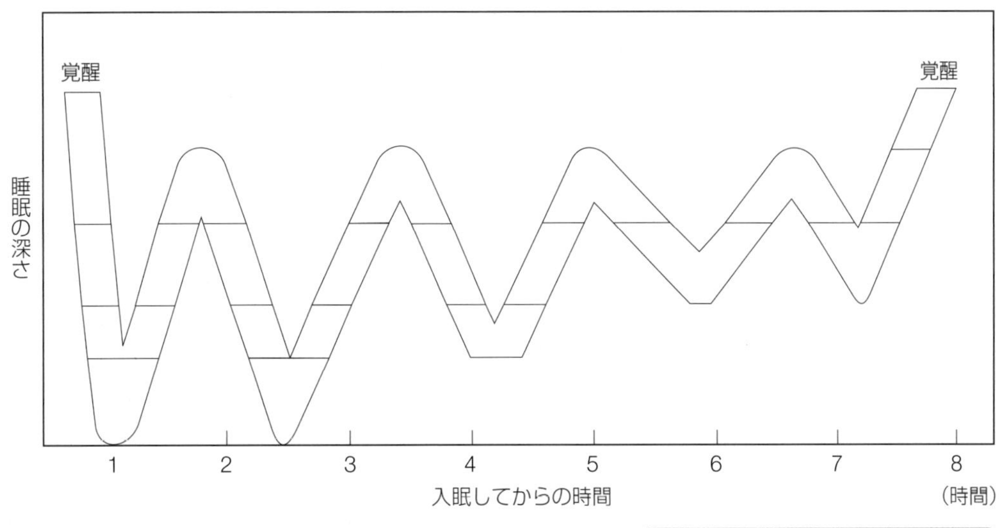

系統看護学講座 422～423ページ

解答●20 ページ

第14回 身体機能の防御と適応

皮膚の構造と機能

系統看護学講座 解剖生理学 435〜439 ページ

問題1 皮膚と毛の構造を示した図である。□ 1〜8 に各部の名称を書きなさい。

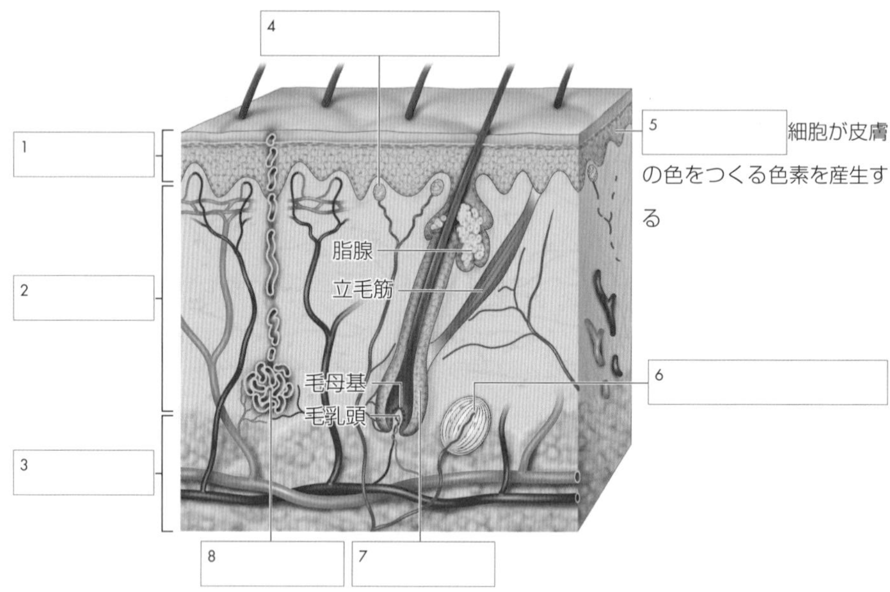

系統看護学講座 435 ページ

問題2 皮膚腺について説明した下記の表の空欄を埋めなさい。

種類	特徴
([1]　　　)	脂肪性の分泌物を出して，皮膚や毛の表面をやわらかくなめらかにする。
([2]　　　)	全身の皮膚に分布し，水分に富む薄い汗を出す([3]　　　)と，腋窩や耳道などで，脂肪やタンパク質に富む汗を出す([4]　　　)の2種類がある。

系統看護学講座 437 ページ

生体の防御機構

系統看護学講座 解剖生理学 439～450 ページ

問題3 好中球・マクロファージによる細菌の除去のしくみを模式的に示した図である。

①□ 1～3 に適切な用語を書きなさい。

②好中球やマクロファージ，肥満細胞のはたらきの結果，炎症がおこる。□ a～c に炎症の徴候を書きなさい。

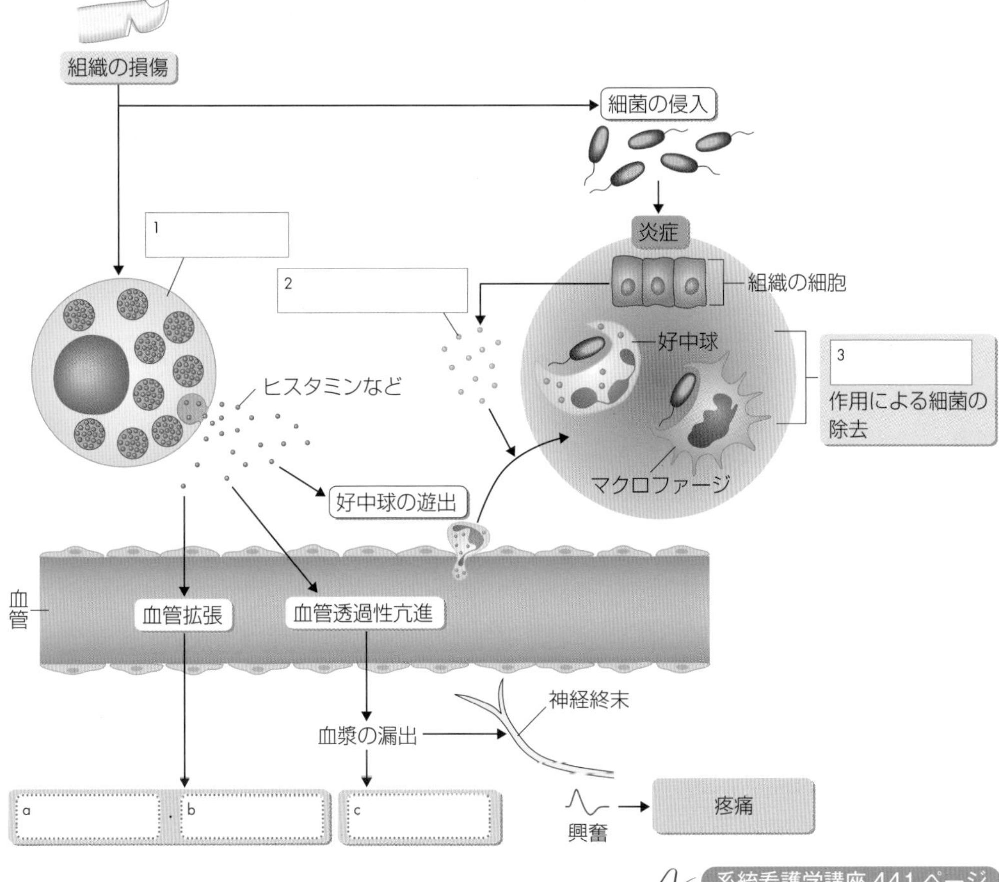

系統看護学講座 441 ページ

問題4 免疫について説明した下記の文章の空欄を埋めなさい。

■抗原はマクロファージなどにより貪食され，(1　　　　　　)に提示される。これを(2　　　　)という。

■(1)が反応して(3　　　　　　)を出して，(4　　　　)を活性化する。(4)は分化して形質細胞になり，その抗原を破壊する(5　　　　)を産生する。(5)による防御機構は，(6　　　　)とよばれる。

■ウイルスなどに感染した細胞には(6)が効果を発揮しないため，(7　　　　)による(8　　　　)がはたらく。それを担当するのが(9　　　　　　)である。

系統看護学講座 442～443 ページ

問題 5 免疫グロブリンについて説明した表である。

①(　)1～7 の空欄を埋めなさい。

②それぞれの免疫グロブリンは胎盤を通過するか，(　)8～12 に＋，－で示しなさい

種類	おもな特徴	胎盤通過
(1　)	血液・体液中に最も多く存在する。毒素の中和も含め，(2　)における感染防御の主役となる。	(8　)
(3　)	細菌を凝集させ，溶菌させる効率が高い。B 細胞の表面にも存在する。	(9　)
(4　)	分泌液中に多くあり，管腔での免疫の主役となる。	(10　)
(5　)	(6　)を引きおこす。寄生虫の感染で増加する。	(11　)
IgD	(7　)細胞の表面に存在する。	(12　)

系統看護学講座 444 ページ

問題 6 アレルギーについてまとめた下記の表の空欄を埋めなさい。

種類	機序
Ⅰ型アレルギー	アレルギーを引きおこす(1　)が(2　)抗体と結合し，肥満細胞などから(3　)を放出させて炎症反応を引きおこす。
Ⅱ型アレルギー	(4　)による細胞傷害反応である。薬物などが細胞膜に付着したり，細胞膜が微妙に変化したことなどにより，細胞が異物と認識されて免疫反応が引きおこされる。
Ⅲ型アレルギー	(5　)による全身・局所の傷害反応である。血中に(　5　)が形成され，それが組織に沈着することに起因する。
Ⅳ型アレルギー	細胞性免疫による遅延型反応であり，抗原によって(6　)された T 細胞により引きおこされる。結核感染の有無を調べる(7　)反応や，移植組織に対する(8　)などがこれにあたる。

系統看護学講座 446～447 ページ

体温とその調節

系統看護学講座 解剖生理学 451～456 ページ

問題 7 体表面からの熱放散を示した図である。適切な用語を書きなさい。

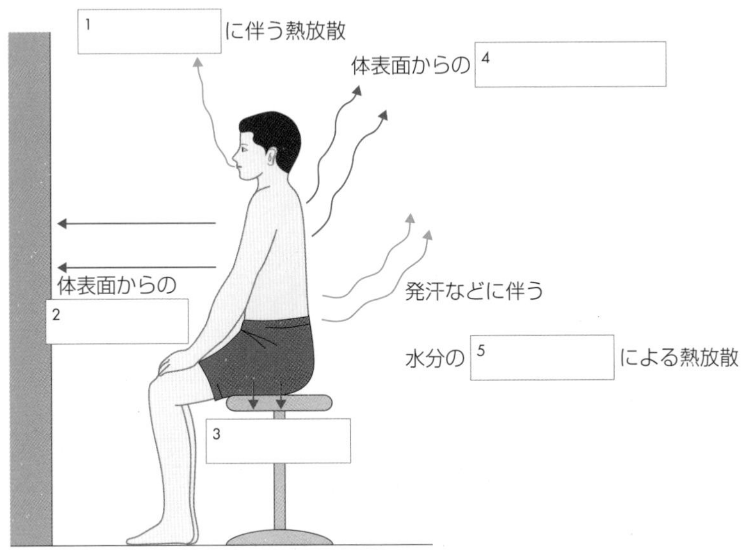

系統看護学講座 452 ページ

問題 8 体温調節について説明した下記の文章の空欄を埋めなさい。

■身体の中心部の温度を (1　　　　　) とよび，直腸温で代表される。皮膚の温度は (2　　　　　) とよび，場所によって，また外気温によって異なる。

■体温調節中枢は (3　　　　　) にあり，体温がある一定の基準値である (4　　　　　　　　) になるように調節している。

■ (5　　　　　) により，体温が正常以上に上昇することを (6　　　　　) という。(5) は，細菌の破壊によって遊離される毒素や，腫瘍・心筋梗塞などにより生体組織が破壊されると遊離される。これらを (7　　　　　　　　　) という。また，(7) を認識した免疫細胞や，細菌や壊死組織を貪食した (8　　　　　) からも遊離され，これらを (9　　　　　　　　　) という。

■ (10　　　　　　　　　) は体温調節中枢の (4) を (11　　　　　) 温側にずらす作用がある。その結果，相対的に体温が低すぎる状態と同じ反応がおきる。すなわち，寒いと感じる (12　　　　　) がおこり，皮膚血管が (13　　　　　) して熱放散が (14　　　　　) する。同時に熱産生量を増加させるために，しばしばからだがふるえる (15　　　　　) を生じる。

系統看護学講座 452～455 ページ

解答●21 ページ

第15回 生殖・発生と老化のしくみ

男性生殖器

系統看護学講座 解剖生理学 461～466 ページ

問題 1 男性の骨盤内臓の構造を示した図である。□ 1～12 に各部の名称を書きなさい。

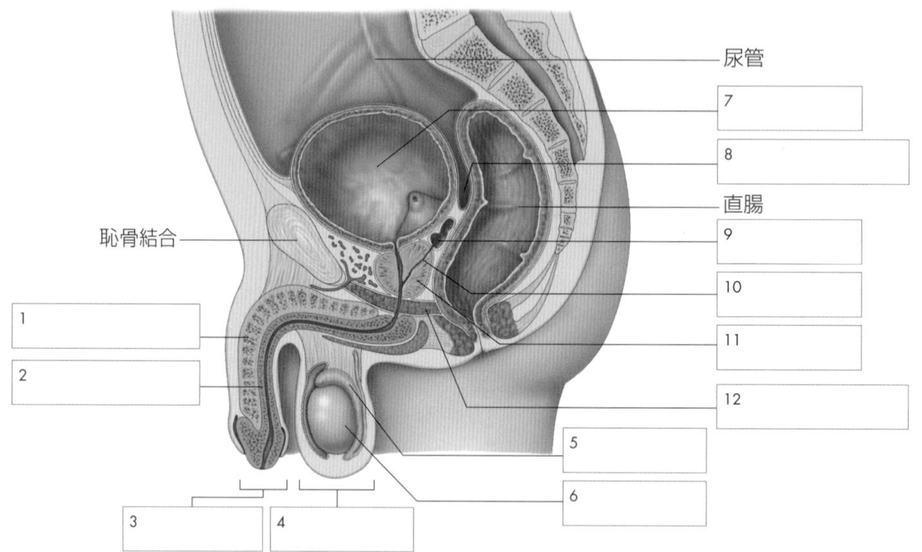

系統看護学講座 462 ページ

問題 2 精巣と精巣上体の構造を示した図である。□ 1～10 に各部の名称を書きなさい。

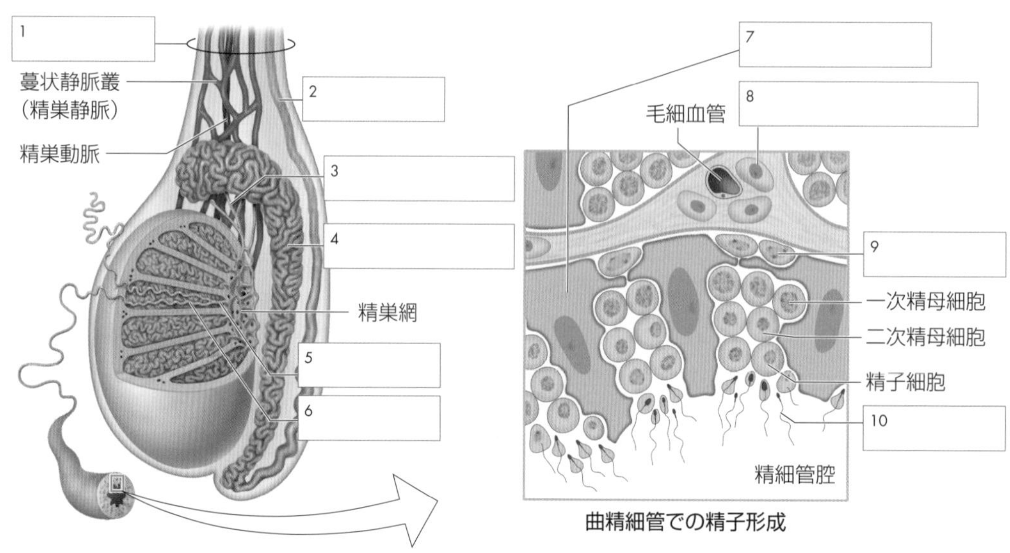

曲精細管での精子形成

系統看護学講座 463 ページ

女性生殖器

系統看護学講座 解剖生理学 466～475 ページ

問題 3 女性の骨盤内臓の構造を示した図である。[ ] 1～12 に各部の名称を書きなさい。

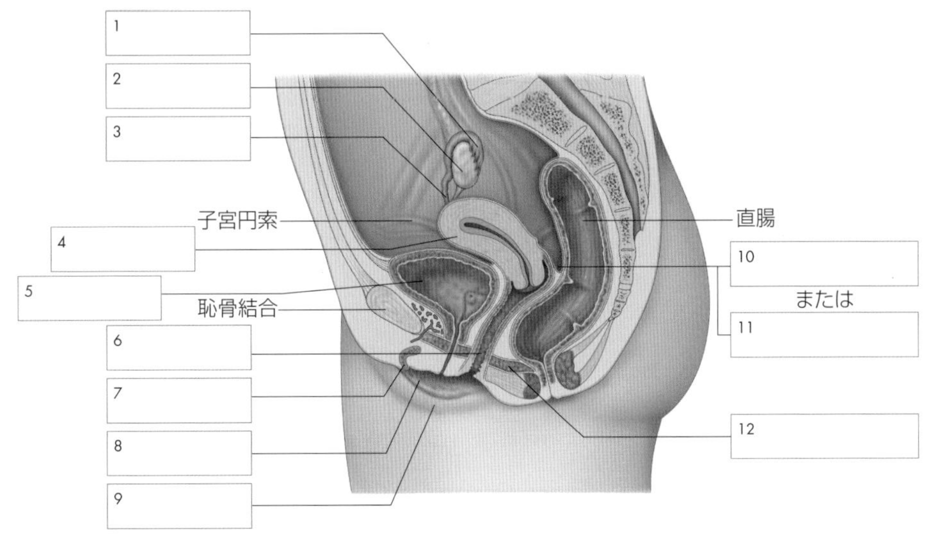

系統看護学講座 466 ページ

問題 4 女性生殖器の構造を示した図である。[ ] 1～14 に各部の名称を書きなさい。

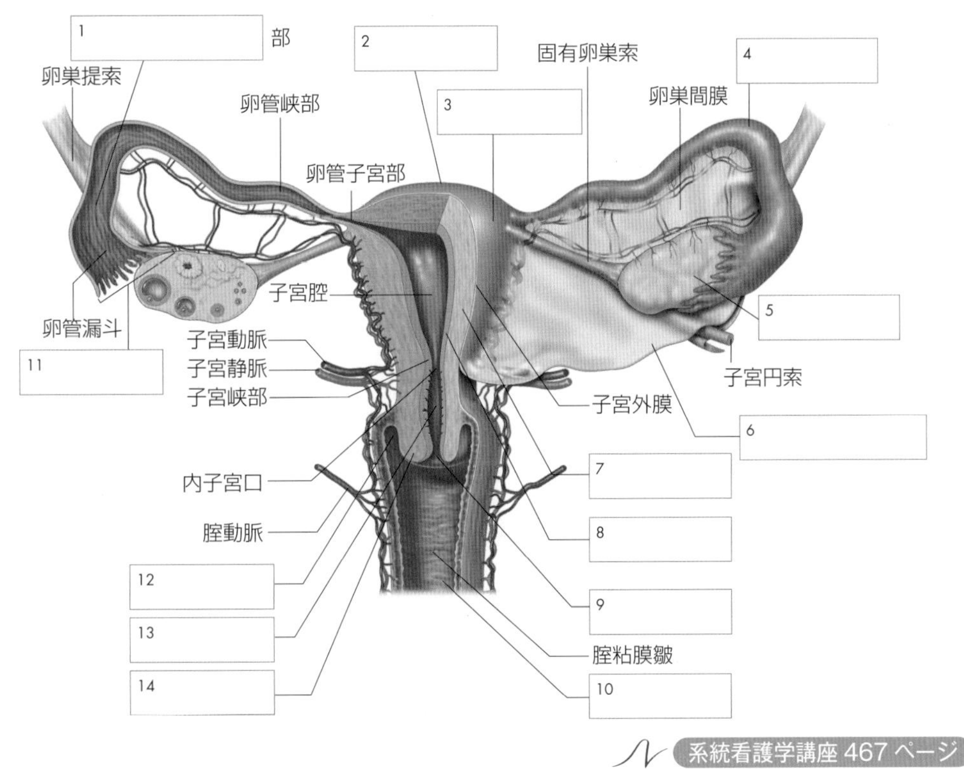

系統看護学講座 467 ページ

問題 5 卵胞の発育の過程を示した図である。[ ] 1～11 に各部の名称を書きなさい。

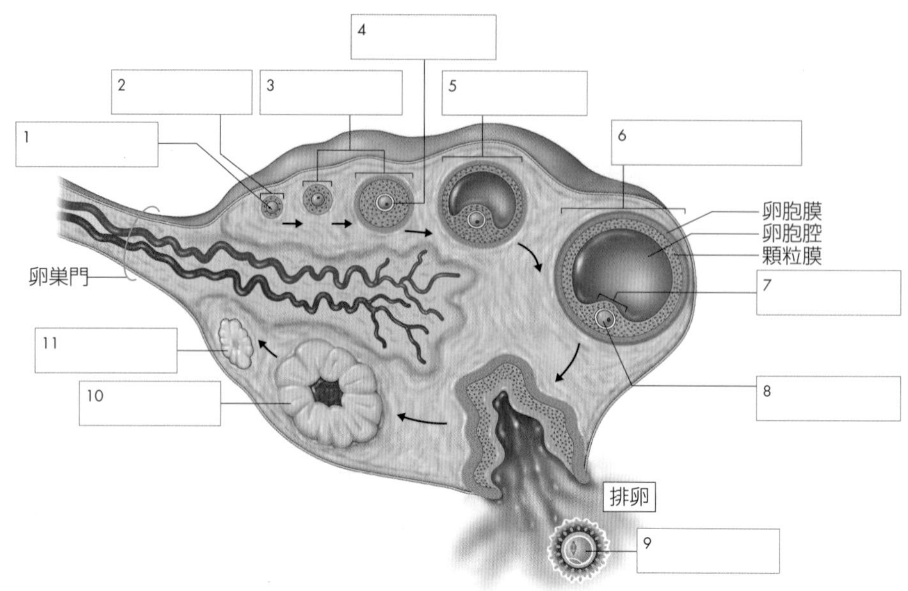

系統看護学講座 468 ページ

問題 6 生殖細胞の形成を模式的に示した図である。

① [ ] 1～11 に適切な名称を書きなさい。

② [ ] a，b には XX または XY を書きなさい。[ ] c～j には染色体の数を n であらわしなさい。

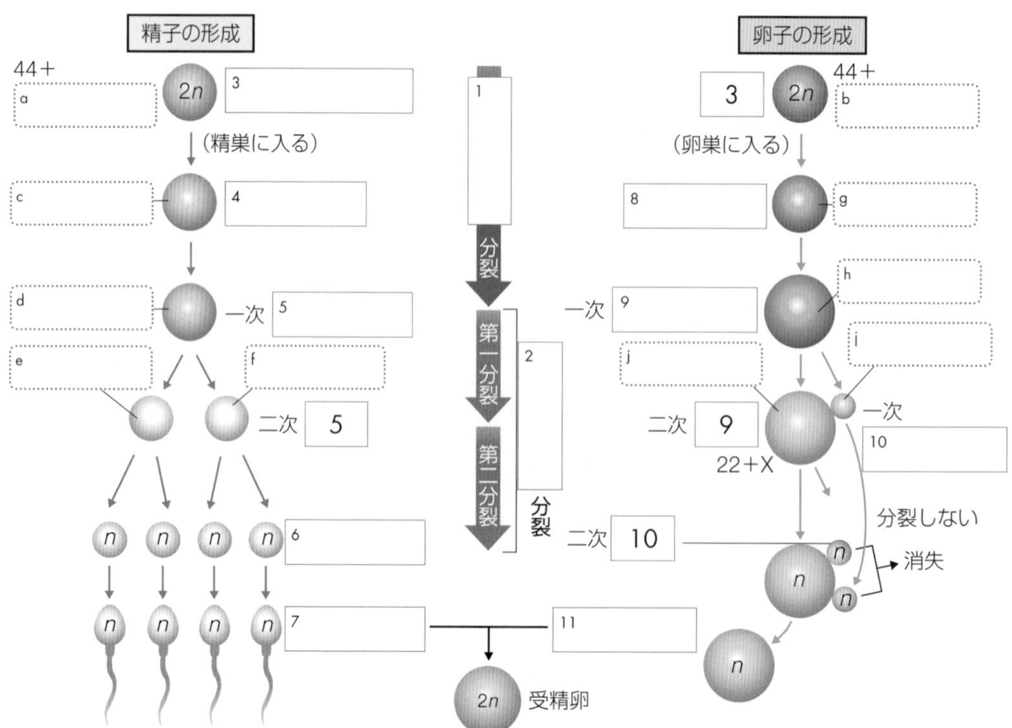

系統看護学講座 477 ページ

問題 7 性周期を示した図である。

① a のグラフを完成させなさい。

② b のグラフを完成させなさい。

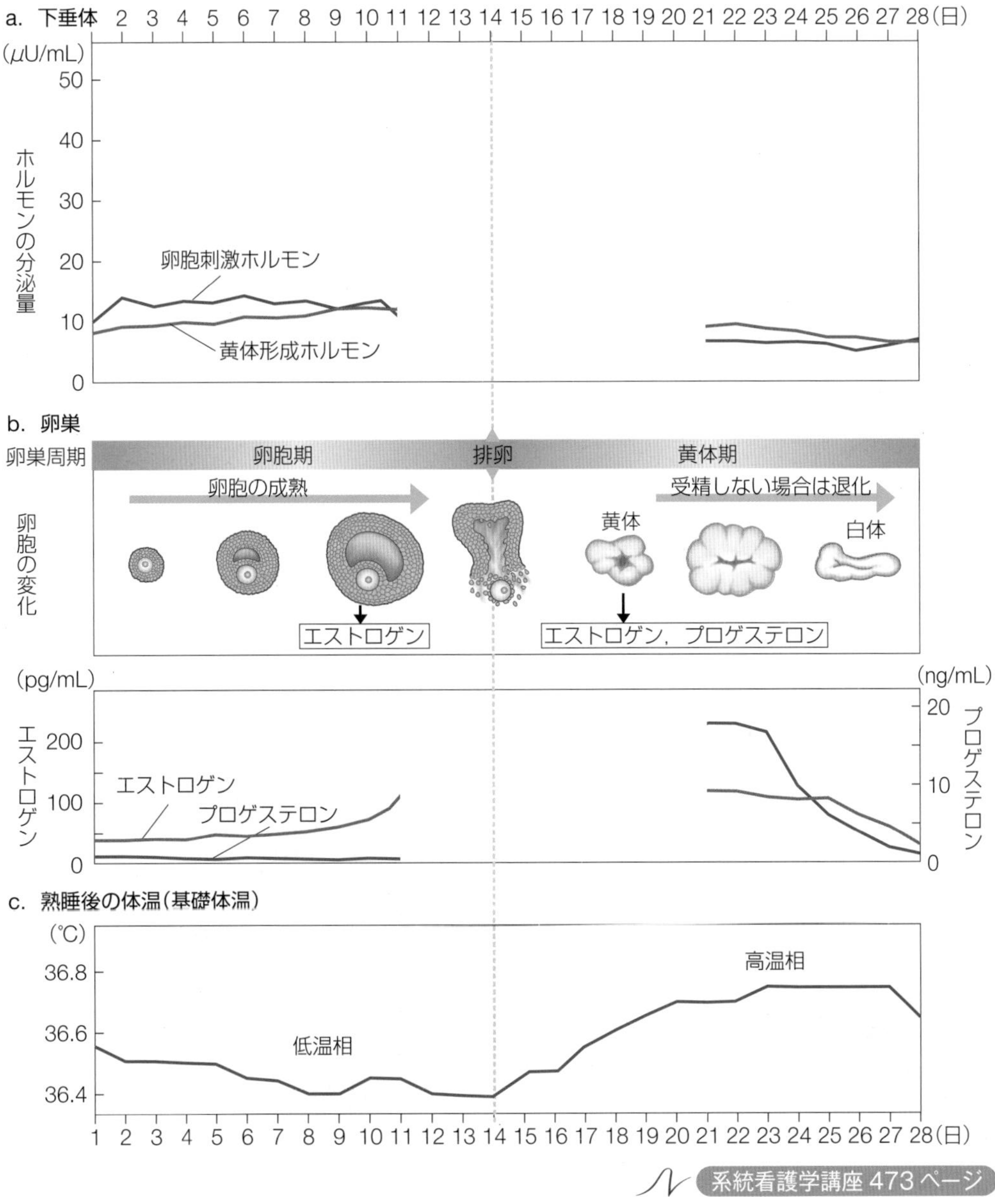

系統看護学講座 473 ページ

問題 8 初期発生について説明した下記の文章の空欄を埋めなさい。

■受精後第2週目，内細胞塊の内部に，(1　　　)・(2　　　)の2つの腔所と(3　　　)が生じる。胚盤葉上層からは(4　　　)胚葉が，胚盤葉下層からは(5　　　)胚葉が生じる。

■受精後第3週に生じる(6　　　)胚葉では，まず(7　　　)とその尾方の(8　　　)から細胞が進入し，(9　　　)をつくる。(9)の表面の(4)胚葉は(10　　　)となり，やがて陥入して(11　　　)をつくり，(12　　　)の細胞を派生する。

■このようにしてできた胚子の形は，中軸に(9)があり，その背側に(13　　　)系の原基である(11)，腹側に(14　　　)系・(15　　　)系の原基である原腸があり，両側に体節，(16　　　)の原基である中間中胚葉，側板が生じる。

系統看護学講座 479〜480 ページ

問題 9 子宮内での胎児の発育を示した図である。

①☐ 1〜12 に各部の名称を書きなさい。

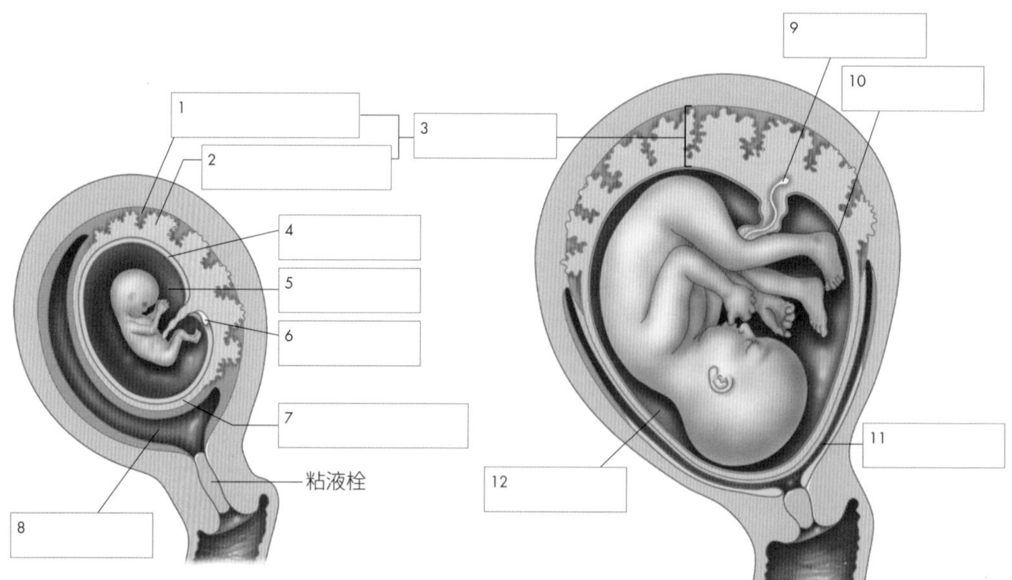

（次ページにつづく）

②下記の文章の空欄を埋めなさい。

■(　5　)の中には(13　　　　　)があり，胎児はこの中で発達する。

■(　3　)は(14　　　　　　　　)を分泌して，妊娠初期に卵巣の黄体からの(15　　　　　　　)分泌を刺激する。10週以後は，おもに(　3　)が(　15　)を分泌するようになる。

系統看護学講座 483～484 ページ

問題 10 胎児の血液循環を模式的に示した図である。□ 1～6 に各部の名称を書きなさい。

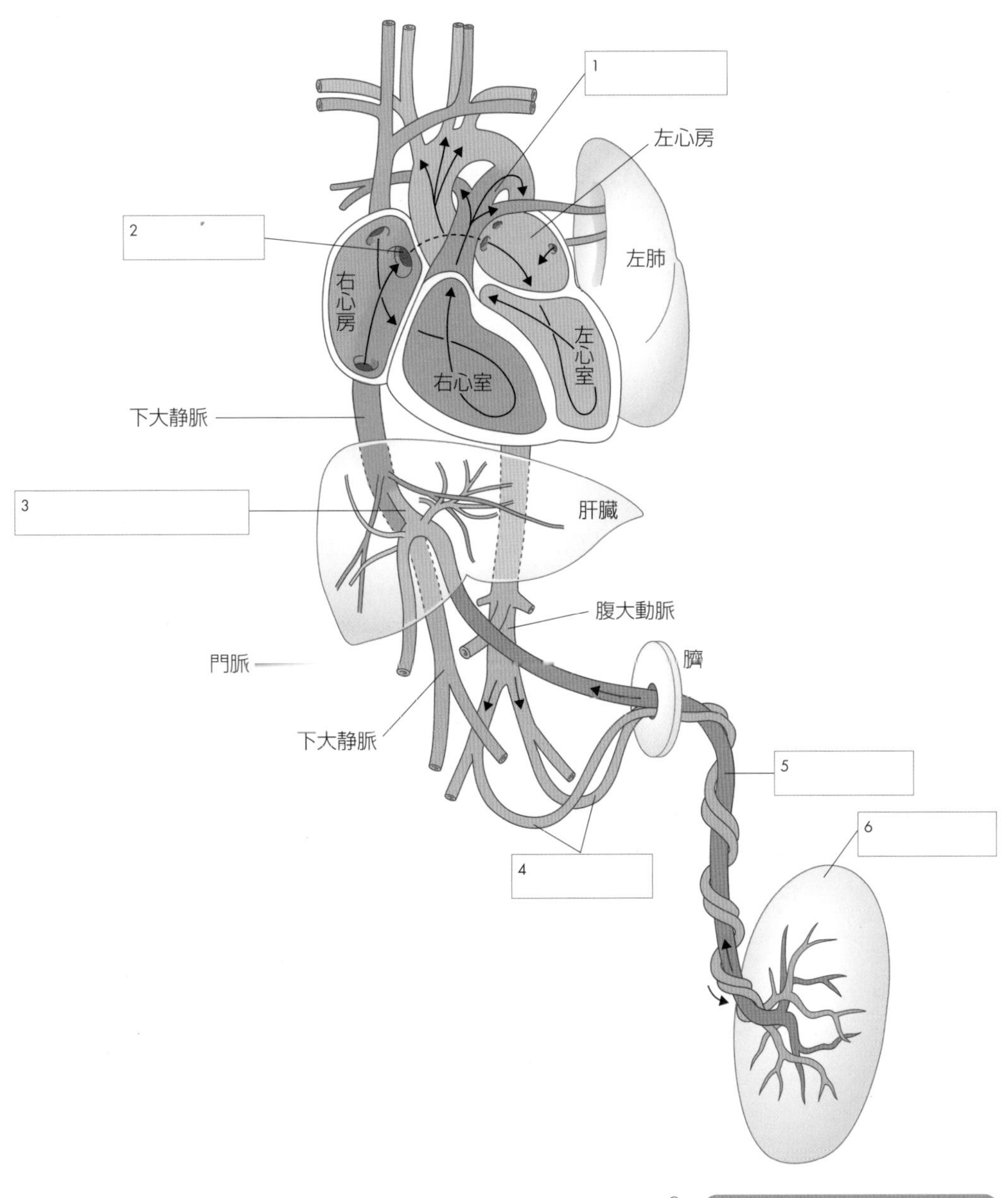

系統看護学講座 489 ページ

おわりに

ひととおり解き終わってみていかがでしたか。

問題を解きながら，何度も『系統看護学講座　解剖生理学』を開いたことでしょう。また，丸つけをするときにあらためてじっくりと読んだ人もいるでしょう。『系統看護学講座　解剖生理学』の中に，知りたかったことの答えが見つかったのではないでしょうか。また，「こんなことが書いてあったんだ」など，新しい発見があったかもしれません。

わからないことがあったら『系統看護学講座』のようなテキストに戻ってみる。この習慣は，これから学習していくどのような教科でも役だつ勉強法です。わからないこと，知りたいことがあったら，テキストを開いてみてください。皆さんが知りたいことが，きっと書いてあります。

本書で勉強してきた皆さんは，すでに看護師国家試験に向けた第一歩をふみ出しています。まだまだ解けない問題も多くあるとは思いますが，テキストに戻りながら学習を進めていってください。こうして学んできたことが，これから臨床で看護を実践するための基礎となるのです。

皆さんが看護師になる夢をかなえ，臨床で活躍することを期待するとともに，本書を通じて人体について学ぶ解剖生理学のおもしろさを感じていただければ幸いです。

2023 年 11 月

坂井建雄　岡田隆夫　宇賀貴紀

『系統看護学講座』準拠

解剖生理学 ワークブック

別冊解答

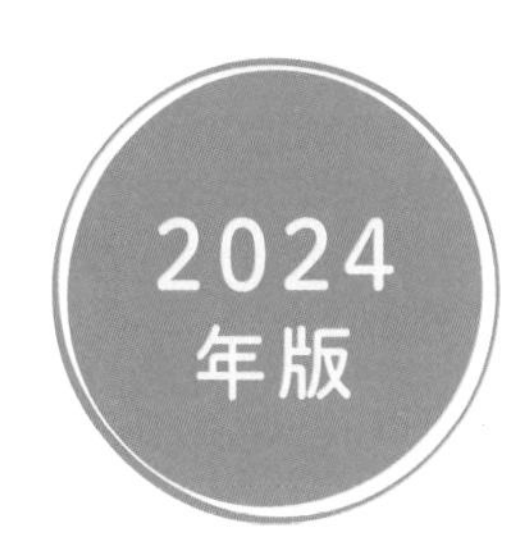

Nursing

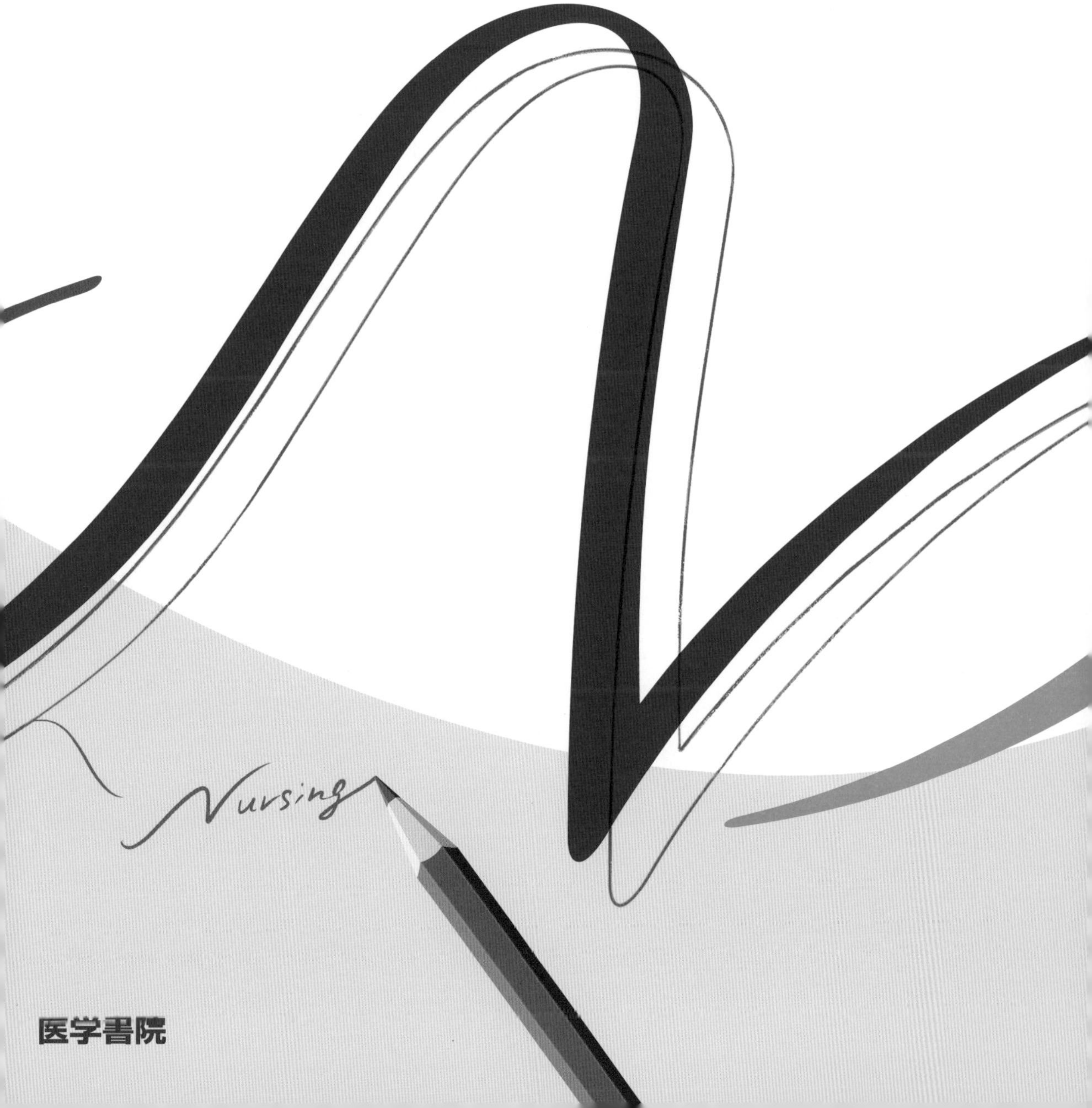

医学書院

第1回 解剖生理学のための基礎知識

構造からみた人体　6ページ

問題1 1 手首　2 手掌　3 肘頭　4 腋窩　5 鼠径部　6 会陰　7 大腿　8 膝　9 下腿　10 内果　11 外果　12 足背　13 肩峰　14 三角筋部　15 大胸筋部　16 肘窩　17 前腕　18 手背　19 上腕　20 肩甲部　21 腰部　22 殿部　23 膝窩　24 ふくらはぎ　25 足底

問題2-① 1 前頭面，または前額面　2 矢状面　3 正中面(2，3 順不同)　4 水平面

問題2-② a 内側　b 外側　c 上方　d 背側　e 腹側　f 下方

問題3 1 前腋窩線　2 正中線　3 胸骨線　4 鎖骨中線，または乳頭線　5 前腋窩線　6 中腋窩線　7 後腋窩線

人体のさまざまな器官　8ページ

問題4 1 外部環境　2 内部環境　3 ホメオスタシス，または生体恒常性　4 フィードバック機構　5 負のフィードバック機構

素材からみた人体　8ページ

問題5 1 ミトコンドリア　2 核，または細胞核　3 核膜　4 核小体　5 リボソーム　6 粗面小胞体　7 滑面小胞体　8 微絨毛　9 細胞膜　10 中心小体，または中心体　11 ゴルジ装置，またはゴルジ体　12 鞭毛

問題6 1 DNA，またはデオキシリボ核酸　2 ヌクレオチド　3 2　4 二重らせん　5 アデニン，または A　6 グアニン，または G　7 シトシン，または C　8 チミン，または T　(5～8 順不同)　9 RNA，またはリボ核酸　10 チミン，または T　11 ウラシル，または U　12 メッセンジャー RNA，または mRNA　13 リボソーム　14 リボソーム RNA，または rRNA　15 トランスファー RNA，または転移 RNA，tRNA

問題7 1 塩基配列　2 メッセンジャー RNA，または mRNA　3 転写　4 3　5 アミノ酸　6 タンパク質，またはポリペプチド　7 翻訳

問題8-① (下図参照)　1 拡散

問題8-② 2 小さく　3 薄い，または低い　4 濃い，または高い　5 浸透

問題8-③ 6 浸透圧　7 mmHg

問題9 1 チャネル　2 タンパク質　3 ポンプ　4 ATP，またはアデノシン三リン酸　5 担体　6 エネルギー，または ATP，アデノシン三リン酸　7 ホルモン

問題10 1 H^{+}　2 Na^{+}　3 K^{+}　4 アンモニウムイオン　5 Ca^{2+}　6 マグネシウムイオン　7 Cl^{-}　8 OH^{-}　9 炭酸水素イオン　10 炭酸イオン　11 リン酸水素イオン　12 硫酸イオン

問題11-① a 40　b 60　c 40　d 20

第1回 問題8-①

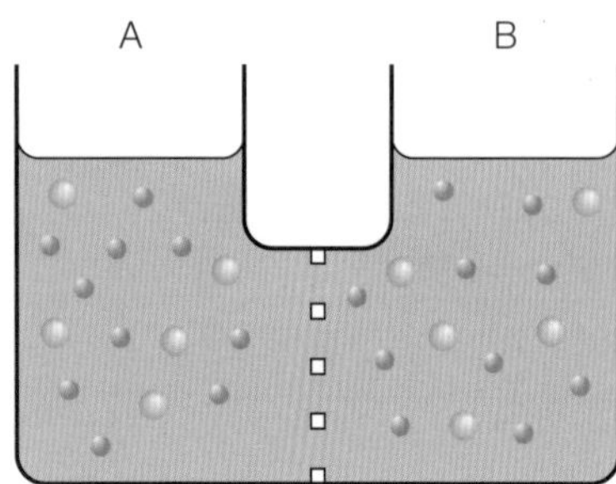

問題 11-②（下図参照）

1 K^+　2 Na^+　3 Cl^-　4 Na^+　5 K^+　6 Cl^-

問題 12 1 カリウムイオン，またはK^+　2 細胞外(さいぼうがい)
3 正(せい)，またはプラス　4 陽(よう)　5 負(ふ)，またはマイナス
6 静止(せいし)

問題 13 1 46　2 44　3 2　4 常染色体(じょうせんしょくたい)　5 2
6 性染色体(せいせんしょくたい)　7 X染色体(せんしょくたい)　8 Y染色体(せんしょくたい)（7，8順不同）
9 X染色体(せんしょくたい)　10 DNA，またはデオキシリボ核酸(かくさん)
11 遺伝子(いでんし)　12 ゲノム

問題 14 1 単層扁平上皮(たんそうへんぺいじょうひ)　2 単層立方上皮(たんそうりっぽうじょうひ)
3 単層円柱上皮(たんそうえんちゅうじょうひ)　4 多列線毛上皮(たれつせんもうじょうひ)　5 移行上皮(いこうじょうひ)
6 重層扁平上皮(じゅうそうへんぺいじょうひ)

問題 15-① 1 骨格筋(こっかくきん)　2 心筋(しんきん)　3 平滑筋(へいかつきん)

問題 15-② a 随意筋(ずいいきん)　b 不随意筋(ふずいいきん)　c 不随意筋(ふずいいきん)

問題 16 1 骨組織(こつそしき)　2 軟骨組織(なんこつそしき)
3 線維性結合組織(せんいせいけつごうそしき)　4 疎性結合組織(そせいけつごうそしき)　5 脂肪組織(しぼうそしき)

問題 17 1 核(かく)　2 樹状突起(じゅじょうとっき)　3 軸索(じくさく)
4 ランヴィエ絞輪(こうりん)　5 髄鞘(ずいしょう)，またはミエリン鞘(しょう)
6 シナプス小胞(しょうほう)　7 神経伝達物質(しんけいでんたつぶっしつ)　8 受容体(じゅようたい)

第1回 問題 11-②

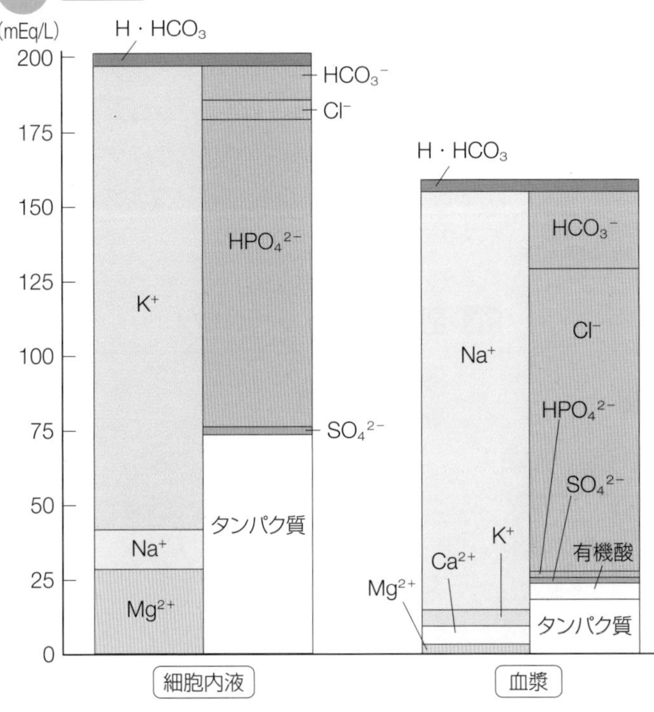

第2回 栄養の消化と吸収 1 消化管のしくみとはたらき

消化器系の概観　16 ページ

問題1 1 舌下腺　2 顎下腺　3 肝臓　4 胆嚢
5 十二指腸　6 空腸　7 回腸　8 上行結腸　9 盲腸
10 虫垂　11 咽頭　12 食道　13 胃　14 膵臓
15 横行結腸　16 下行結腸　17 S 状結腸　18 直腸
19 肛門

口・咽頭・食道の構造と機能　17 ページ

問題2 1 上唇　2 硬口蓋　3 軟口蓋　4 口蓋垂
5 口蓋扁桃　6 口峡　7 咽頭　8 下唇　9 舌

問題3-① a 舌根　b 舌体　c 舌尖

問題3-② 1 舌扁桃　2 口蓋扁桃　3 有郭　4 葉状
5 茸状　6 糸状

問題4 1 歯冠　2 歯根　3 歯槽　4 歯髄　5 32
6 切歯　7 2　8 犬歯　9 1　10 小臼歯　11 2

問題5-① a 咽頭鼻部，b 咽頭口部，c 咽頭喉頭部

問題5-② 1 後鼻孔　2 鼻腔　3 舌骨　4 声帯
5 喉頭　6 咽頭扁桃　7 軟口蓋　8 口峡　9 口蓋垂
10 口蓋扁桃　11 舌扁桃　12 喉頭蓋　13 輪状軟骨

問題5-③ （下図参照）

問題6 （下図参照）

腹部消化管の構造と機能　19 ページ

問題7 1 胃底　2 噴門　3 小彎　4 幽門　5 胃体
6 大彎　7 副細胞　8 壁細胞
9 塩酸，または HCl，胃酸　10 主細胞
11 ペプシノゲン

問題8 1 ペースメーカー　2 蠕動　3 胃酸
4 胃液　5 酸　6 タンパク質　7 主細胞
8 ペプシノゲン　9 ペプシン　10 副細胞
11 アルカリ，または塩基

問題9-① 1 迷走　2 ガストリン
3 セクレチン　4 コレシストキニン，または CCK
5 ソマトスタチン（3 ～ 5 順不同）

問題9-② （下図参照）

問題10 1 輪状ヒダ　2 腸絨毛
3 腸腺，またはリーベルキューン腺，腸陰窩
4 リンパ小節　5 刷子縁　6 微絨毛

問題11 1 膵液　2 胃液
3 炭酸水素イオン，または重炭酸イオン，HCO_3^-
4 セクレチン　5 トリプシン
6 キモトリプシン（5，6 順不同）　7 リパーゼ

問題12 1 十二指腸　2 胆汁酸　3 乳化
4 リパーゼ　5 脂肪酸
6 モノグリセリド，またはモノアシルグリセロール
（5，6 順不同）　7 ミセル
8 トリグリセリド，またはトリアシルグリセロール
9 カイロミクロン，またはキロミクロン　10 乳び

問題13-① 1 ペプシン　2 トリプシン
3 キモトリプシン（2，3 順不同）　4 マルターゼ
5 スクラーゼ　6 ラクターゼ
7 アミノペプチダーゼ

問題13-② a 内因子　b ポリペプチド

第2回 問題5-③

第2回 問題6

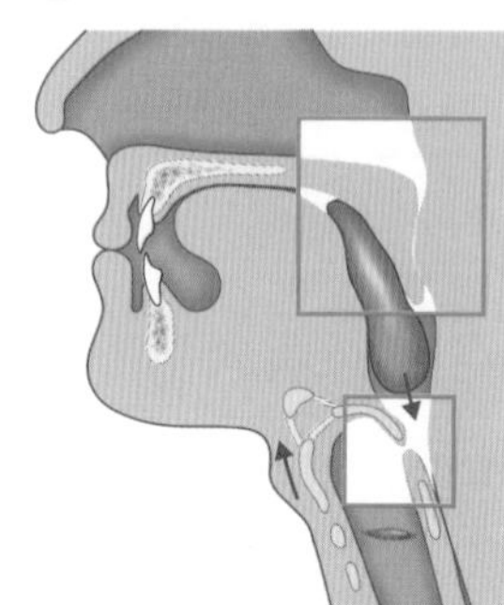

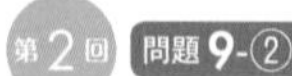
第2回 問題9-②

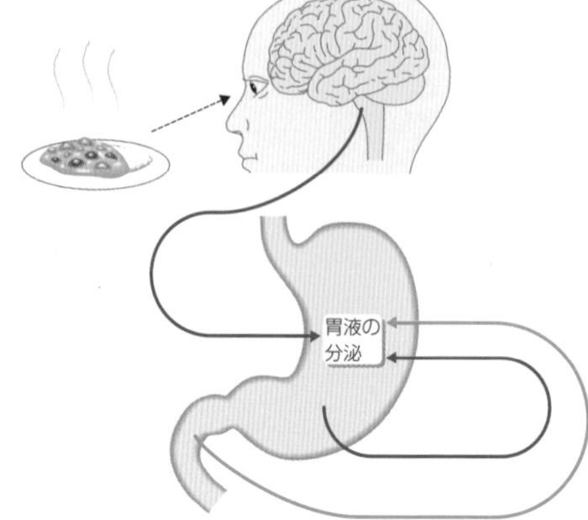

c グルコース，またはブドウ糖
d グルコース，またはブドウ糖
e フルクトース，または果糖（d，e 順不同）
f グルコース，またはブドウ糖
g ガラクトース（f，g 順不同） h アミノ酸

問題 14 1 横行結腸 2 上行結腸 3 盲腸 4 虫垂
5 直腸 6 S 状結腸 7 下行結腸 8 結腸ヒモ
9 腹膜垂 10 間膜 11 半月ヒダ 12 結腸膨起

問題 15 1 直腸膨大部 2 外肛門括約筋
3 内肛門括約筋 4 肛門 5 痔帯，または肛門櫛
6 肛門管

問題 16-① 1 骨盤内臓神経 2 陰部神経

問題 16-② a 収縮 b 弛緩 c 弛緩

第3回 栄養の消化と吸収２ 膵臓・肝臓・胆嚢のしくみとはたらき，腹膜

膵臓・肝臓・胆嚢の構造と機能　26ページ

問題1-① a 膵頭　b 膵体　c 膵尾

問題1-② 1 総肝管　2 胆嚢管　3 総胆管　4 胆嚢
5 小十二指腸乳頭
6 大十二指腸乳頭，またはファーター乳頭　7 膵管

問題2-① a 右葉　b 左葉　c 右葉　d 方形葉
e 左葉　f 尾状葉

問題2-② 1 下大静脈　2 肝冠状間膜　3 肝鎌状間膜
4 胆嚢　5 肝門　6 胆嚢　7 肝管　8 固有肝動脈
9 門脈　10 下大静脈

問題3 1 グリソン鞘　2 肝小葉　3 中心静脈
4 胆管　5 門脈　6 肝動脈
7 洞様毛細血管，または類洞

腹膜　28ページ

問題4 1 小網　2 肝臓　3 膵臓　4 下大静脈
5 右腎　6 横隔膜　7 網嚢　8 腹膜腔　9 壁側腹膜
10 臓側腹膜　11 胃　12 脾臓　13 左腎
14 腹大動脈　15 横行結腸　16 腸間膜
17 下大静脈　18 上行結腸　19 小腸　20 腹大動脈
21 臓側腹膜　22 下行結腸

問題5 1 小網　2 大網　3 臓側腹膜　4 壁側腹膜
5 網嚢　6 網嚢孔，またはウィンスロー孔　7 膵臓
8 十二指腸　9 直腸子宮窩，またはダグラス窩

問題6 1 胃・空腸・回腸・肝臓（順不同）
2 十二指腸・上行結腸・下行結腸・膵臓・腎臓・副腎
（順不同）

第4回 呼吸と血液のはたらき１ 呼吸器のしくみ

呼吸器の構造　30ページ

問題1-① 1 鼻腔　2 咽頭　3 喉頭　4 気管
5 気管支　6 横隔膜　7 キーセルバッハ部位

問題1-② a 上　b 下

問題2-① 1 前頭洞　2 上顎洞　3 篩骨洞
4 蝶形骨洞

問題2-② a 鼻涙管　b 耳管

問題3-① 1 喉頭蓋軟骨　2 甲状軟骨　3 甲状軟骨
4 披裂軟骨　5 輪状軟骨

問題3-② a 舌骨　b 喉頭蓋　c 声門　d 気管
e 前庭ヒダ　f 声帯ヒダ

問題4-① 1 喉頭蓋　2 前庭ヒダ　3 声門
4 声帯ヒダ

問題4-② a 安静呼吸時　b 発声時

問題5 1 甲状軟骨　2 右主気管支
3 右上葉気管支　4 右中葉気管支　5 右下葉気管支
6 左主気管支　7 左上葉気管支　8 区域気管支
9 左下葉気管支　10 粘膜固有層　11 気管軟骨

問題6 1 右上葉　2 右中葉　3 右下葉　4 肺尖
5 左上葉　6 左下葉　7 肺底

問題7 1 肺動脈　2 肺静脈　3 呼吸細気管支
4 肺胞管　5 肺胞

問題8-① 1 胸骨角　2 横隔膜　3 心臓　4 食道
5 肺胸膜　6 胸膜腔　7 壁側胸膜

問題8-② a 右　b 左

第5回

呼吸と血液のはたらき 2
呼吸・血液のしくみとはたらき

呼吸　　34 ページ

問題1 1 酸素，または O_2 2 二酸化炭素，または CO_2 3 外 4 呼吸ガス 5 ガス交換 6 内

問題2-① 1 横隔膜 2 胸膜腔内圧，または胸腔内圧 3 肺 4 吸息 5 呼息 6 弛緩 7 肺弾性収縮力

問題2-② (下図参照)

問題3-① 1 予備吸気量 2 1 回換気量 3 予備呼気量 4 残気量 5 全肺気量 6 肺活量 7 機能的残気量

問題3-② 8 1 回換気量 9 死腔 10 0.35 11 呼吸数 12 予備吸気量 13 予備呼気量(12，13 順不同) 14 性 15 年齢 16 身長(14～16 順不同) 17 %肺活量 18 80

問題4-① 1 40 2 46 3 100 4 40 5 96 6 40

問題4-② (下図参照)

問題5 1 呼吸 2 橋 3 中枢化学受容器 4 P_{CO_2}，または二酸化炭素分圧，CO_2 分圧 5 頸動脈小体 6 大動脈小体(5，6 順不同) 7 P_{O_2}，または酸素分圧，O_2 分圧

問題6-① 1 CO_2 2 CO_2 3 H_2O(2，3 順不同) 4 HCO_3^- 5 H^+(4，5 順不同) 6 CO_2

問題6-② 7 CO_2，または二酸化炭素 8 5 9 ヘモグロビン 10 90 11 HCO_3^-，または炭酸水素イオン，重炭酸イオン

問題7 1 チェイン-ストークス呼吸，またはチェーン-ストークス呼吸 2 クスマウル呼吸

問題8 1 閉塞性換気障害 2 気道 3 1 秒率 4 拘束性換気障害 5 肺胞 6 肺活量

血液　　38 ページ

問題9 1 血漿 2 血清 3 血餅 4 血漿 5 血球 6 赤血球 7 白血球 8 血小板

問題10 (下図参照)

第5回 **問題2-②**

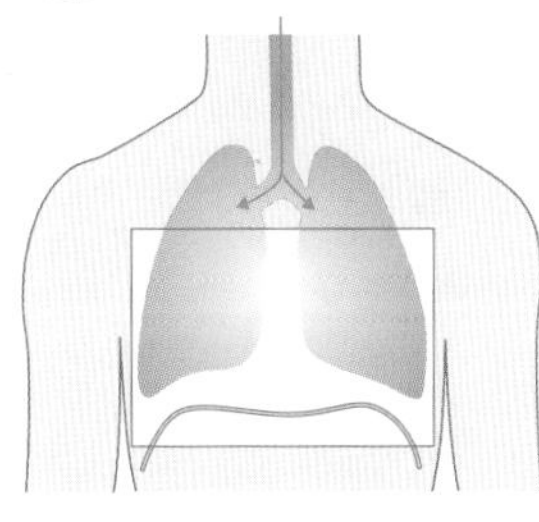

a. 吸息時

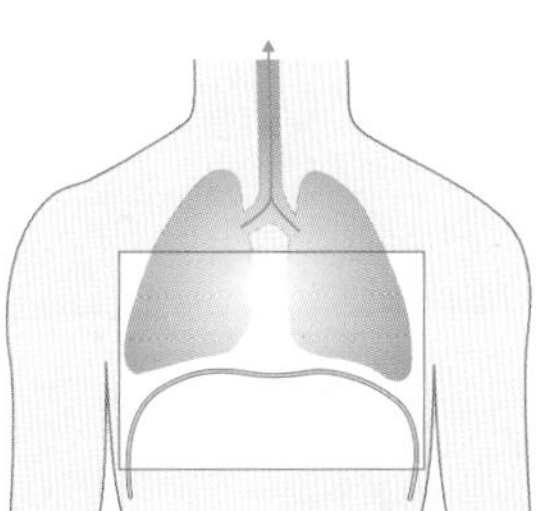

b. 呼息時

問題4-②

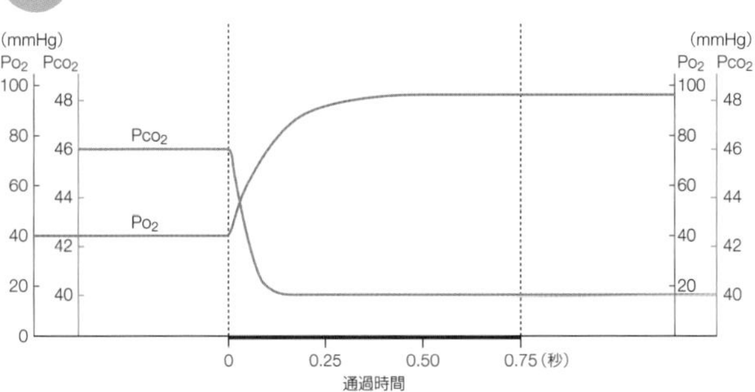

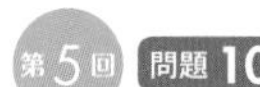

問題10

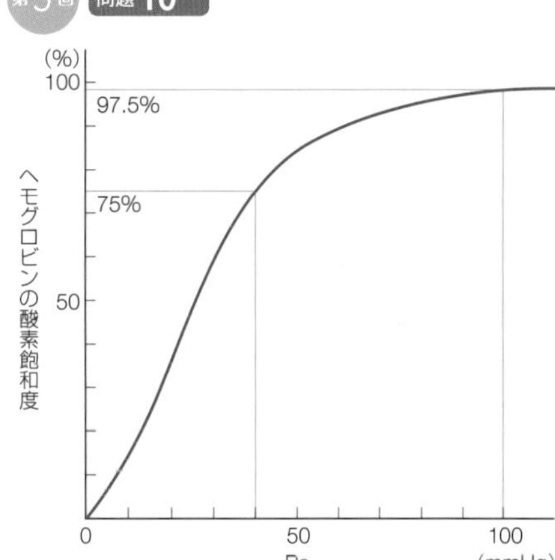

問題11 1 ビリルビン

2 遊離(ゆうり)ビリルビン，または間接(かんせつ)ビリルビン

3 アルブミン（2，3 順不同）

4 抱合型(ほうごうがた)ビリルビン，または直接(ちょくせつ)ビリルビン

5 ウロビリノゲン

問題12 1 内皮細胞(ないひさいぼう) 2 コラーゲン

3 組織因子(そしきいんし) 4 プラスミノゲン

5 プラスミン 6 プロトロンビン 7 トロンビン

8 フィブリノゲン 9 フィブリン

問題13-① 1 AA 2 AO（1，2 順不同） 3 BB

4 BO（3，4 順不同） 5 AB

問題13-②,③ （下図参照）

第5回 問題13-②，③

血液型	遺伝子型	凝集原	血清中の抗体	赤血球の凝集	
				A 型血清	B 型血清
A	AA，AO	A 抗原	抗 B 抗体	B 型血清で凝集	
B	BB，BO	B 抗原	抗 A 抗体	A 型血清で凝集	
AB	AB	A 抗原と B 抗原	なし	A，B どちらの血清でも凝集	
O	OO	A 抗原も B 抗原もなし	抗 A 抗体と抗 B 抗体	A，B どちらの血清でも凝集しない	

第6回

血液の循環とその調節 1

心臓のしくみとはたらき

循環器系の構成 42 ページ

問題 1 1 肺動脈 2 静脈 3 リンパ節
4 リンパ管 5 肺静脈 6 動脈 7 門脈
8 毛細血管

心臓の構造 43 ページ

問題 2 (下図参照)

問題 3-① 1 右肺動脈 2 上大静脈 3 右肺静脈
4 右心房 5 三尖弁 6 下大静脈 7 右心室
8 大動脈 9 肺動脈弁 10 左肺動脈 11 左肺静脈
12 大動脈弁 13 左心房 14 僧帽弁 15 左心室
16 心室中隔

問題 3-② (下図参照)

問題 4 1 左冠状動脈
2 前室間枝，または前下行枝 3 回旋枝 4 僧帽弁
5 肺動脈弁 6 大動脈弁 7 右冠状動脈 8 三尖弁
9 後室間枝

問題 5 1 左冠状動脈 2 回旋枝
3 前室間枝，または前下行枝 4 右冠状動脈
5 冠状静脈洞

心臓の拍出機能 45 ページ

問題 6 1 洞房結節 2 静止電位
3 前電位，または歩調とり電位 4 心房筋
5 房室結節，または田原結節
6 房室束，またはヒス束

問題 7-① 1 洞房結節 2 房室結節
3 房室束，またはヒス束 4 左脚 5 右脚
6 プルキンエ線維

問題 7-② a P b Q c R d S e T f PQ
g QRS

問題 8-① 1 収縮 2 動脈 3 40 4 100 5 心室
6 脈拍数 7 60 8 90 9 血液 10 1 回心拍出量
11 心拍数(10，11 順不同)

問題 8-② 12 毎分心拍出量，または心拍出量
13 総末梢抵抗(12，13 順不同)

問題 9 1 開放 2 閉鎖 3 閉鎖 4 収縮
5 動脈圧 6 開放 7 動脈圧 8 閉鎖 9 弛緩
10 弛緩 11 閉鎖 12 閉鎖 13 閉鎖 14 開放
15 開放 16 開放

第6回 問題 2

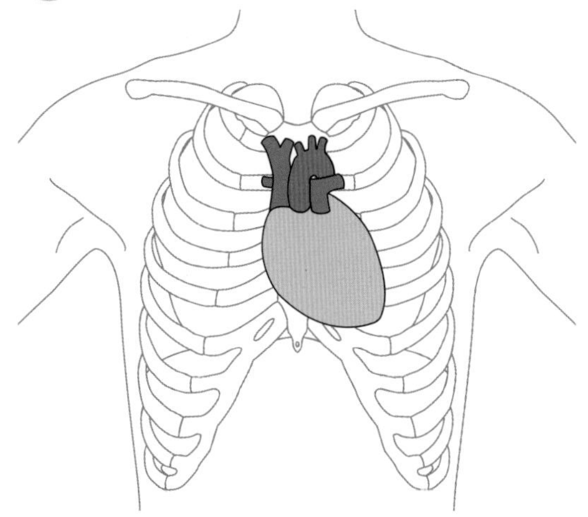

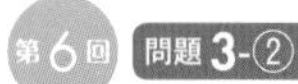

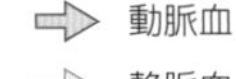

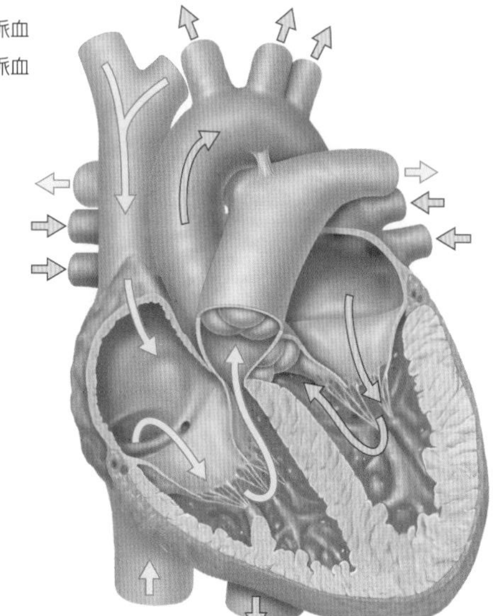

第7回 血液の循環とその調節 2
血管・リンパ管

末梢循環系の構造　48 ページ

問題 1-① a 動脈　b 毛細血管　c 静脈

問題 1-② 1 内膜　2 中膜　3 外膜　4 弾性板　5 内皮細胞　6 基底膜　7 弁，または静脈弁　8 外膜　9 中膜　10 内膜

問題 2 1 吻合　2 側副循環　3 終動脈　4 毛細血管　5 動静脈吻合

問題 3 1 総頸動脈　2 腕頭動脈　3 上行大動脈　4 鎖骨下動脈　5 腋窩動脈　6 内胸動脈　7 胸大動脈　8 腹腔動脈　9 上腕動脈　10 腹大動脈　11 橈骨動脈　12 尺骨動脈　13 大腿動脈　14 膝窩動脈　15 総頸動脈　16 鎖骨下動脈　17 大動脈弓　18 上腸間膜動脈　19 腎動脈　20 下腸間膜動脈　21 総腸骨動脈　22 外腸骨動脈　23 内腸骨動脈　24 前脛骨動脈　25 後脛骨動脈　26 腓骨動脈

問題 4 1 前交通動脈　2 前大脳動脈　3 中大脳動脈　4 内頸動脈　5 後交通動脈　6 後大脳動脈　7 脳底動脈　8 内頸動脈　9 外頸動脈　10 総頸動脈　11 椎骨動脈　12 鎖骨下動脈　13 腕頭動脈　14 大動脈弓　15 前交通動脈　16 前大脳動脈　17 中大脳動脈　18 内頸動脈　19 後交通動脈　20 後大脳動脈　21 脳底動脈　22 大脳動脈輪，またはウィリス動脈輪

問題 5 1 総肝動脈　2 固有肝動脈　3 右胃動脈　4 左胃動脈　5 腹腔動脈　6 脾動脈　7 腹大動脈　8 上腸間膜動脈　9 下腸間膜動脈

問題 6 1 外頸静脈　2 鎖骨下静脈　3 奇静脈　4 腋窩静脈　5 上腕静脈　6 下大静脈　7 肘正中皮静脈　8 橈側皮静脈　9 尺側皮静脈　10 大腿静脈　11 膝窩静脈　12 内頸静脈　13 腕頭静脈　14 上大静脈　15 肝静脈　16 半奇静脈　17 腎静脈　18 総腸骨静脈　19 内腸骨静脈　20 外腸骨静脈　21 大伏在静脈

問題 7 1 上矢状静脈洞　2 下矢状静脈洞　3 直静脈洞　4 横静脈洞　5 S 状静脈洞　6 内頸静脈　7 静脈角　8 鎖骨下静脈　9 海綿静脈洞　10 腕頭静脈　11 硬膜静脈洞

問題 8-① 1 橈側皮静脈　2 尺側皮静脈　3 肘正中皮静脈　4 上腕静脈　5 橈骨静脈　6 尺骨静脈

問題 8-② 3

問題 9-① 1 脾臓　2 肝臓　3 脾静脈　4 腸間膜静脈　5 膵臓　6 肝動脈　7 肝門　8 洞様毛細血管，または類洞　9 中心静脈　10 肝静脈　11 下大静脈　12 側副路　13 奇静脈　14 内腸骨静脈　15 臍傍静脈

問題 9-② 16 奇静脈　17 門脈　18 上腸間膜静脈　19 胃静脈　20 脾静脈　21 下腸間膜静脈

血液の循環の調節　55 ページ

問題 10 1 上昇　2 高，または大　3 収縮　4 低下　5 低，または小　6 拡張　7 脈圧　8 120　9 80

問題 11-① 1 興奮　2 亢進　3 抑制　4 興奮　5 低下

問題 11-② a レニン

b アンギオテンシン変換酵素，または ACE

c アンギオテンシンⅡ

問題 11-③ 6 頸動脈洞　7 興奮　8 舌咽　9 迷走　10 拡張　11 亢進　12 減少　13 低下　14 減圧反射　15 レニン　16 アンギオテンシンⅡ　17 上昇　18 アルドステロン　19 上昇

問題 12 1 1　2 Na^+，またはナトリウムイオン　3 Cl^-，または塩化物イオン（2，3 順不同）　4 2

リンパとリンパ管　57 ページ

問題 13 1 右リンパ本幹　2 静脈角　3 乳び槽　4 静脈角　5 胸管　6 リンパ管　7 リンパ節

第8回 体液の調節と尿の生成

腎臓　58ページ

問題1 1 副腎　2 腎臓　3 下大静脈　4 尿管
5 膀胱　6 腎動脈　7 腎静脈　8 腹大動脈

問題2 1 腎葉　2 皮質　3 腎柱　4 髄質
5 腎乳頭　6 腎杯　7 腎盂，または腎盤　8 尿管
9 腎小体，またはマルピーギ小体　10 ボウマン嚢
11 糸球体　12 近位曲尿細管　13 遠位曲尿細管
14 近位直尿細管　15 遠位直尿細管
16 中間尿細管　17 集合管　18 ヘンレループ

問題3-① 1 尿酸　2 水　3 Na^+　4 グルコース（2，3，4 順不同）

問題3-② a 160　b 1　c 1.5

問題4 1 メサンギウム　2 ボウマン嚢
3 ボウマン腔　4 緻密斑　5 傍糸球体装置
6 輸入細動脈　7 糸球体　8 近位尿細管

問題5 1 クリアランス，または清掃率
2 尿中の濃度　3 尿量　4 血漿中の濃度
5 糸球体濾過量，または GFR　6 100　7 0

問題6-① 1 アルドステロン
2 心房性ナトリウム利尿ペプチド，または ANP
3 バソプレシン，または抗利尿ホルモン，ADH

問題6-② a 水　b Na^+（a，b 順不同）　c グルコース
d 尿酸

問題7 1 濾過量　2 尿中排泄量　3 再吸収量
4 尿細管最大輸送量，または Tm

排尿路　62ページ

問題8 1 膀胱三角　2 内尿道括約筋
3 外尿道括約筋　4 尿管　5 尿管口　6 内尿道口
7 尿道　8 外尿道口

問題9 1 弛緩　2 収縮　3 収縮　4 収縮　5 弛緩
6 弛緩

体液の調節　63ページ

問題10 1 1,200　2 1,000　3 代謝水
4 1,500　5 600　6 不感蒸散

問題11 1 7.4　2 アルカリ，または塩基
3 酸塩基平衡
4 炭酸水素イオン，または HCO_3^-，重炭酸イオン
5 二酸化炭素，または CO_2　6 CO_2　7 H_2CO_3
8 H^+　9 アシドーシス，または酸血症
10 アルカローシス，またはアルカリ血症
11 呼吸　12 腎性代償　13 代謝　14 呼吸性代償

第9回 内臓機能の調節

自律神経による調節　64ページ

問題 1-① 1 交感神経幹　2 動眼神経　3 顔面神経
4 迷走神経　5 骨盤内臓神経　a 腹腔神経節
b 毛様体神経節　c 顎下神経節　d 耳神経節

問題 1-② 1 促進　2 散大　3 縮小　4 拡張　5 収縮
6 増加　7 減少　8 促進　9 促進　10 抑制
11 促進　12 促進　13 抑制　14 促進　15 抑制
16 促進　17 抑制　18 促進

問題 2 1 脳幹　2 心臓中枢　3 呼吸中枢
4 血管運動中枢(2 ～ 4 順不同)　5 交感神経幹
6 幹神経節　7 節前ニューロン　8 節前線維
9 動眼神経　10 顔面神経　11 舌咽神経
12 迷走神経(9 ～ 12 順不同)　13 骨盤内臓神経

問題 3 1 アセチルコリン
2 ノルアドレナリン，またはノルエピネフリン
3 アセチルコリン　4 アセチルコリン
5 アセチルコリン　6 アセチルコリン

問題 4 1 血管　2 収縮　3 亢進　4 弛緩　5 分解

内分泌系による調節　67ページ

問題 5 1 水溶　2 細胞膜　3 遺伝子　4 短い
5 脂溶　6 細胞質　7 タンパク質　8 長い　9 長い
10 甲状腺

問題 6-① 1 甲状腺刺激ホルモン(TSH)
2 副腎皮質刺激ホルモン(ACTH)
3 成長ホルモン(GH)　4 卵胞刺激ホルモン(FSH)
5 黄体形成ホルモン，または黄体化ホルモン(LH)
6 バソプレシン，または抗利尿ホルモン(ADH)
7 オキシトシン　8 プロラクチン(PRL)

問題 6-② (下図参照)

問題 7 1 下垂体　2 甲状腺　3 副甲状腺　4 副腎
5 膵臓　6 精巣　7 卵巣

問題 8-① 1 甲状軟骨　2 甲状腺　3 副甲状腺
4 傍濾胞細胞　5 濾胞

問題 8-② 6 亢進　7 促進　8 増加

問題 9-① 1 腺房　2 膵島，またはランゲルハンス島

問題 9-② 3 膵島，またはランゲルハンス島
4 グルカゴン　5 インスリン　6 ソマトスタチン

問題 10-① 1 副腎　2 腎臓　3 副腎皮質　4 副腎髄質

問題 10-② 5 節後　6 アドレナリン
7 ノルアドレナリン(6，7 順不同)
8 電解質コルチコイド，または鉱質コルチコイド
9 糖質コルチコイド　10 アンドロゲン

ホルモン分泌の調節　70ページ

問題 11 1 前葉
2 甲状腺刺激ホルモン，または TSH　3 視床下部
4 甲状腺刺激ホルモン放出ホルモン，または TSH 放出ホルモン，TRH　5 抑制
6 負のフィードバック　7 長環フィードバック
8 短環フィードバック

問題 6-②

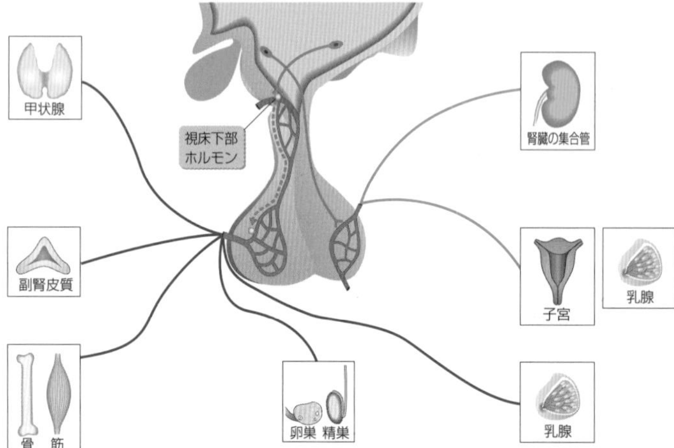

問題 12-① 1 グリコーゲン　2 グルコース
3 グリコーゲン　4 グルコース　5 グルコース

問題 12-② a インスリン　b グルカゴン
c 成長ホルモン，または GH　d 甲状腺ホルモン
e インスリン　f インスリン　g 甲状腺ホルモン

問題 13-① 1 カルシトニン
2 副甲状腺ホルモン，またはパラソルモン，上皮小体ホルモン，PTH　3 破骨細胞　4 骨芽細胞
5 活性型ビタミン D

問題 13-② （下図参照）

問題 14 1 ストレス　2 汎適応症候群
3 交感神経　4 アドレナリン　5 闘争と逃走
6 糖質コルチコイド

第9回 **問題 13-②**

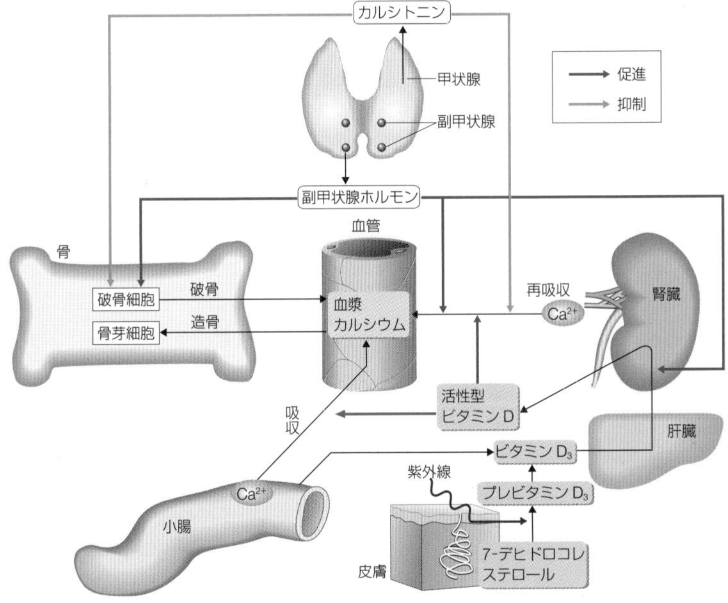

第10回 身体の支持と運動 1
全身の骨格と筋

骨・骨格筋 72 ページ

問題 1-① 1 骨端 2 骨幹 3 骨端線 4 髄腔 5 黄色骨髄，または脂肪骨髄 6 緻密質 7 海綿質 8 骨単位 9 ハバース管 10 骨膜 11 フォルクマン管 12 緻密質 13 海綿質

問題 1-② 14 骨芽細胞 15 コラーゲン，または膠原線維 16 リン酸カルシウム

問題 2 1 球 2 多 3 肩関節 4 楕円 5 二 6 鞍 7 二 8 蝶番 9 一 10 車軸 11 一 12 上橈尺関節 13 下橈尺関節（12，13 順不同） 14 平面 15 椎間関節 16 顆状 17 靭帯 18 半 19 仙腸関節

問題 3 1 関節腔 2 関節軟骨 3 骨膜 4 靭帯 5 線維膜 6 滑膜 7 関節包 8 起始 9 長頭 10 短頭 11 筋腹 12 停止

問題 4-① 1 指骨 2 中手骨 3 手根骨 4 橈骨 5 尺骨 6 上腕骨 7 鎖骨 8 肩甲骨 9 寛骨 10 腸骨 11 恥骨 12 坐骨 13 大腿骨 14 膝蓋骨 15 脛骨 16 腓骨 17 頸椎 18 胸骨 19 肋骨 20 胸椎 21 腰椎 22 仙骨 23 尾骨 24 足根骨 25 中足骨 26 趾骨

問題 4-② a 上肢帯 b 下肢帯 c 胸郭

問題 5 1 腕橈骨筋 2 上腕筋 3 上腕三頭筋 4 広背筋 5 前鋸筋 6 外腹斜筋 7 腹直筋 8 縫工筋 9 胸鎖乳突筋 10 僧帽筋 11 三角筋 12 大胸筋 13 上腕二頭筋 14 大腿四頭筋

問題 6 1 屈曲 2 伸展 3 外転 4 内転 5 外旋 6 内旋 7 回外 8 回内

体幹の骨格と筋 76 ページ

問題 7 1 頸椎 2 7 3 胸椎 4 12 5 腰椎 6 5 7 仙骨 8 5 9 尾骨

問題 8-① 1 胸骨柄 2 胸骨角 3 胸骨体 4 肋硬骨 5 肋軟骨 6 剣状突起

問題 8-② a 1 b 7 c 8 d 12

問題 9 1 僧帽筋 2 肩甲挙筋 3 棘上筋 4 肩峰 5 三角筋 6 小円筋 7 大円筋 8 棘下筋 9 菱形筋 10 広背筋

問題 10 1 三角筋 2 大胸筋 3 腹直筋 4 外腹斜筋 5 白線 6 鼠径靭帯 7 胸鎖乳突筋 8 僧帽筋 9 鎖骨下筋 10 小胸筋 11 内腹斜筋 12 腹横筋

問題 11 （下図参照）

問題 12-① 1 内肋間筋 2 外肋間筋 3 内肋間筋 4 外肋間筋

問題 12-② （下図参照）
5 外肋間筋 6 広 7 狭

問題 13 1 大静脈孔 2 腱中心 3 食道裂孔 4 大動脈裂孔

第10回 問題 11

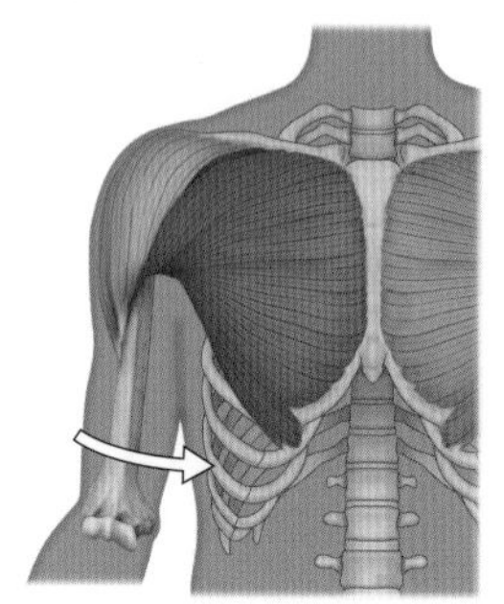

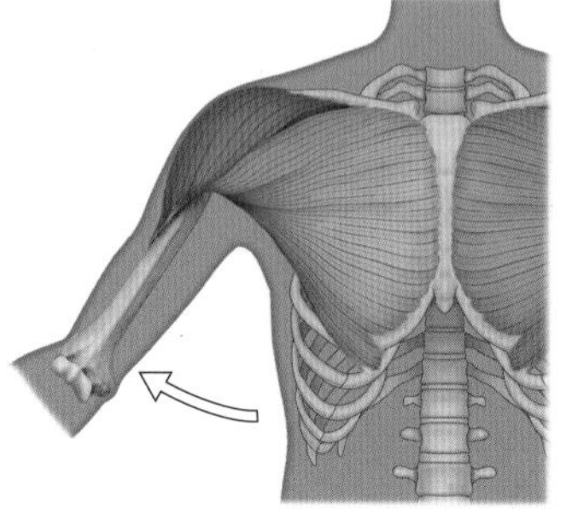

第10回 問題 12-②

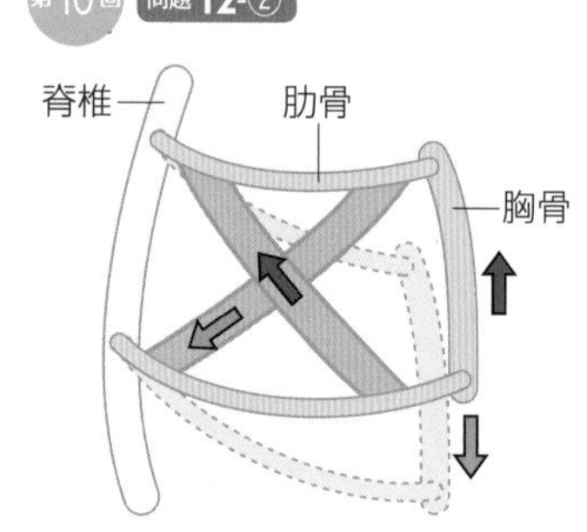

第11回 身体の支持と運動 2
上肢・下肢・頭頸部の骨格と筋，筋の収縮

上肢の骨格と筋
80 ページ

問題 1-① 1 鎖骨　2 肩峰　3 烏口突起　4 上角
5 上縁　6 肩峰　7 肩甲棘　8 外側縁　9 下角
10 内側縁　11 肩甲骨　12 上腕骨

問題 1-② a 肩鎖関節

問題 2 （下図参照）

問題 3-① 1 指骨　2 中手骨　3 手根骨　4 末節骨
5 中節骨　6 基節骨　7 末節骨　8 基節骨
9 有鉤骨　10 有頭骨　11 小菱形骨　12 大菱形骨
13 舟状骨　14 月状骨　15 豆状骨　16 三角骨

問題 3-② （下図参照）

問題 4-① 1 回外　2 回内

問題 4-② （下図参照）

下肢の骨格と筋
82 ページ

問題 5-① 1 仙骨　2 腸骨稜　3 恥骨弓　4 寛骨臼
5 閉鎖孔　6 恥骨結合　7 腸骨稜　8 仙骨
9 坐骨結節　10 上前腸骨棘　11 恥骨結節　12 仙骨
13 閉鎖孔　14 坐骨結節　15 仙骨　16 腸骨
17 腸骨稜　18 上前腸骨棘　19 寛骨臼　20 閉鎖孔
21 恥骨　22 坐骨結節　23 坐骨

問題 5-② a 仙腸関節

問題 5-③ （下図参照）

問題 6-① 1 趾骨　2 中足骨　3 足根骨　4 末節骨
5 中節骨　6 基節骨　7 楔状骨　8 立方骨
9 舟状骨　10 距骨　11 踵骨　12 距骨　13 舟状骨
14 楔状骨　15 踵骨　16 距骨　17 舟状骨
18 楔状骨　19 踵骨　20 立方骨　21 楔状骨
22 立方骨

問題 6-② a 足根中足関節，またはリスフラン関節
b 横足根関節，またはショパール関節

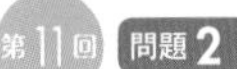
第11回 問題 2

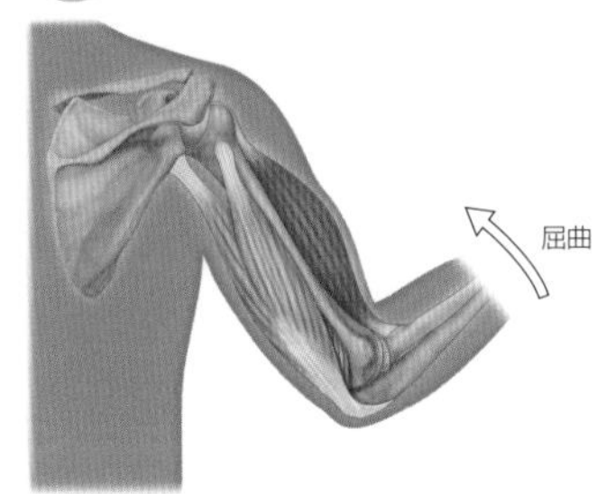

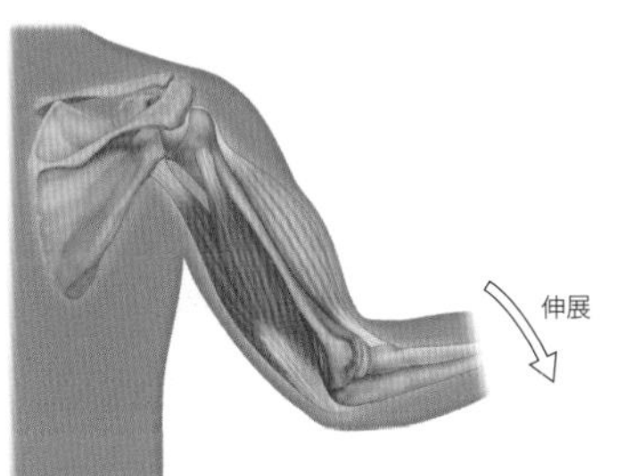

第11回 問題 3-②

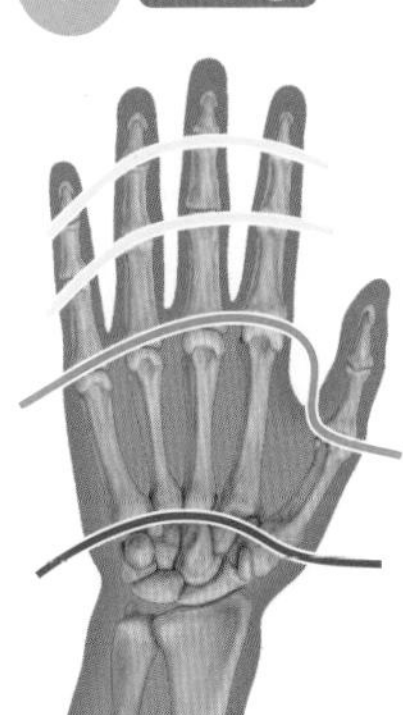

第11回 問題 4-②

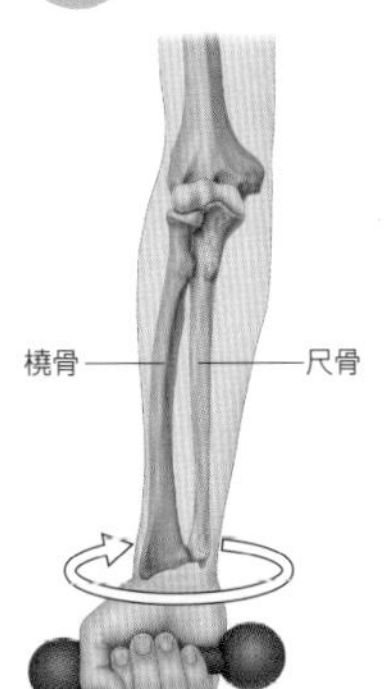

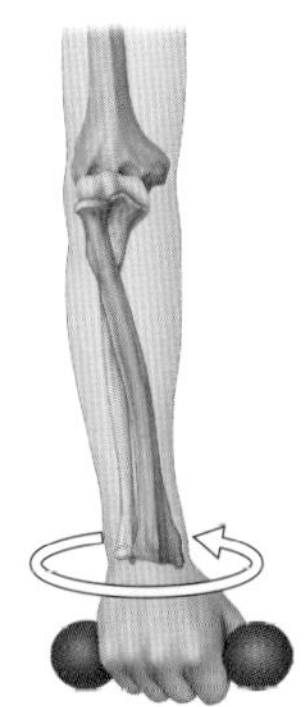

第11回 問題 5-③

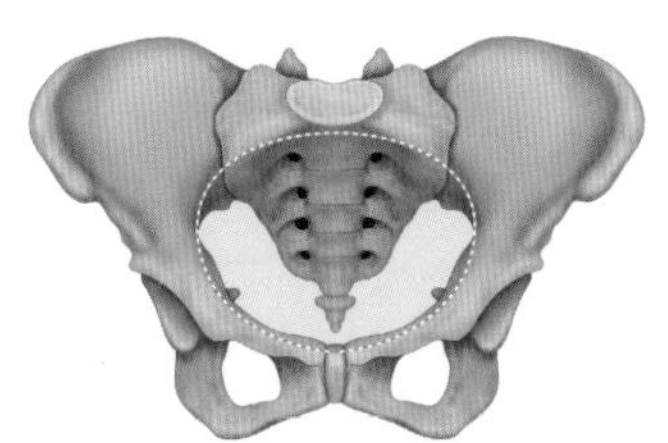

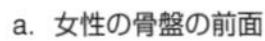
a. 女性の骨盤の前面

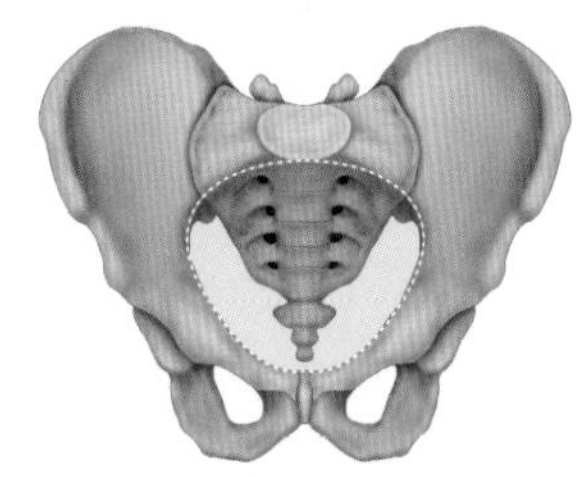
b. 男性の骨盤の前面

問題7 1 腸腰筋 2 長内転筋 3 縫工筋 4 大腿四頭筋 5 腓腹筋 6 ヒラメ筋 7 中殿筋 8 大殿筋 9 大内転筋 10 大腿二頭筋 11 半腱様筋 12 半膜様筋 13 下腿三頭筋 14 腓腹筋 15 ヒラメ筋 16 アキレス腱，または踵骨腱

問題8-① 1 屈曲 2 伸展

問題8-② （下図参照）

頭頸部の骨格と筋　85ページ

問題9 1 冠状縫合 2 前頭骨 3 頭頂骨 4 側頭骨 5 眼窩 6 頬骨 7 上顎骨 8 下顎骨 9 オトガイ孔 10 冠状縫合 11 鱗状縫合 12 ラムダ縫合 13 後頭骨 14 乳様突起 15 頬骨弓 16 篩板 17 蝶形骨 18 トルコ鞍 19 錐体 20 大孔，または大後頭孔 21 前頭蓋窩 22 視神経管 23 中頭蓋窩 24 後頭蓋窩 25 前頭骨 26 頭頂骨 27 後頭骨 28 大泉門 29 冠状縫合 30 矢状縫合 31 ラムダ縫合 32 小泉門

問題10 1 帽状腱膜 2 前頭筋 3 眼輪筋 4 口輪筋 5 広頸筋 6 口角挙筋 7 咬筋 8 頬筋 9 オトガイ筋

筋の収縮　86ページ

問題11 1 A帯 2 I帯 3 筋原線維 4 筋小胞体 5 T管，または横行小管 6 I帯 7 アクチンフィラメント 8 A帯 9 I帯 10 ミオシンフィラメント 11 筋節 12 ミオシン 13 アクチン 14 トロポニン 15 トロポミオシン 16 アクチンフィラメント

問題12 1 単収縮 2 強縮 3 加重 4 最大 5 等尺性収縮 6 長さ 7 等張性収縮 8 短縮

問題13 （下図参照）

第11回 **問題8-②**

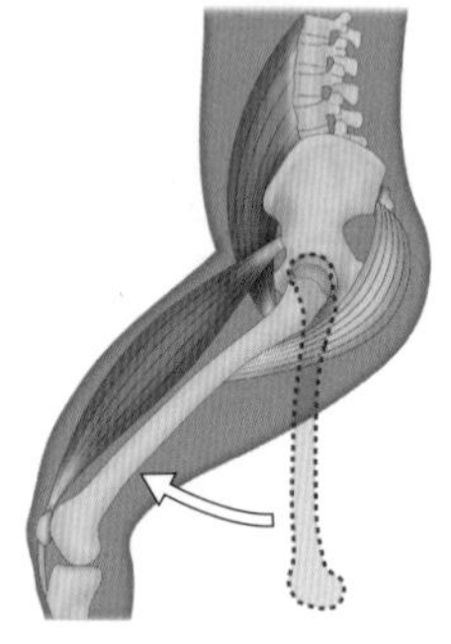

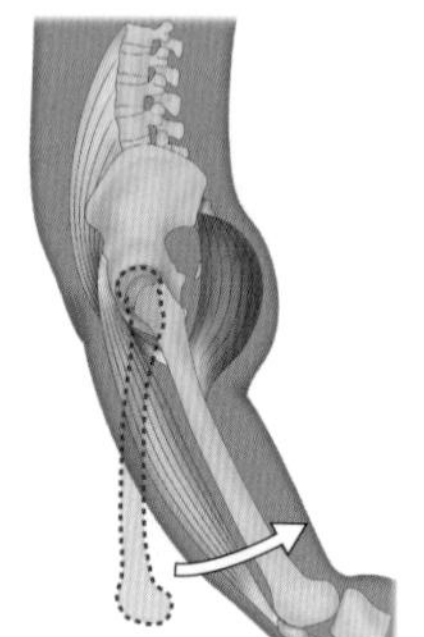

第11回 **問題13**

(%)
100
張力 50
0.6 0.7 0.8 0.9 1.0 1.1 1.2 1.3 1.4
L/Lmax
骨格筋の活動張力
骨格筋の活動張力と静止張力の合計
骨格筋の静止張力
心筋の活動張力
心筋の静止張力

第12回 情報の受容と処理 1 ニューロン・脳・脊髄のしくみとはたらき

神経系の構造と機能　88 ページ

問題 1-① 1 細胞体　2 樹状突起　3 軸索
4 神経終末　5 シュワン細胞
6 髄鞘，またはミエリン鞘

問題 1-② 7 グリア細胞，または神経膠細胞

問題 2-①～③ (下図参照)

問題 3-① (下図参照)

問題 3-② (下図参照)
1 不応期

問題 4 1 活動電位　2 カルシウムチャネル
3 シナプス間隙　4 シナプス小胞　5 受容体
6 興奮　7 脱分極
8 輸送体，またはトランスポーター　9 酵素

脊髄と脳　90 ページ

問題 5 1 椎弓　2 脊髄　3 硬膜　4 クモ膜
5 白　6 灰白　7 椎体　8 前根　9 後根
10 後角，または後柱　11 中心管　12 後索
13 後正中溝　14 側索　15 脊髄神経節
16 前角，または前柱　17 前索　18 前正中裂
19 クモ膜　20 硬膜

問題 6-① 1 頸　2 胸　3 腰　4 仙骨　5 尾骨
6 頸　7 腕　8 肋間　9 腰　10 仙骨　11 馬尾

問題 6-② a 8　b 12　c 5　d 5　e 1

問題 7 1 一次運動野　2 運動性言語野
3 ブローカ野(2，3 順不同)　4 嗅覚野　5 一次聴覚野
6 二次聴覚野　7 一次体性感覚野　8 二次視覚野
9 一次視覚野　10 感覚性言語野
11 ウェルニッケ野(10，11 順不同)

問題 8 1 大脳，または終脳　2 帯状回　3 脳梁
4 間脳　5 視床　6 視床下部　7 下垂体　8 脳幹

第12回 問題 2-①～③

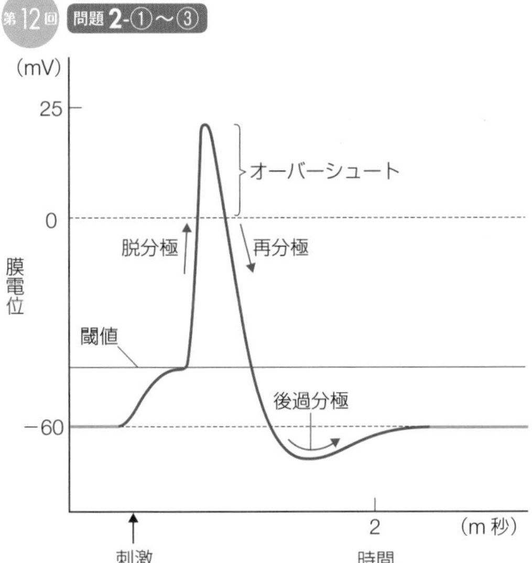

第12回 問題 3-①，②

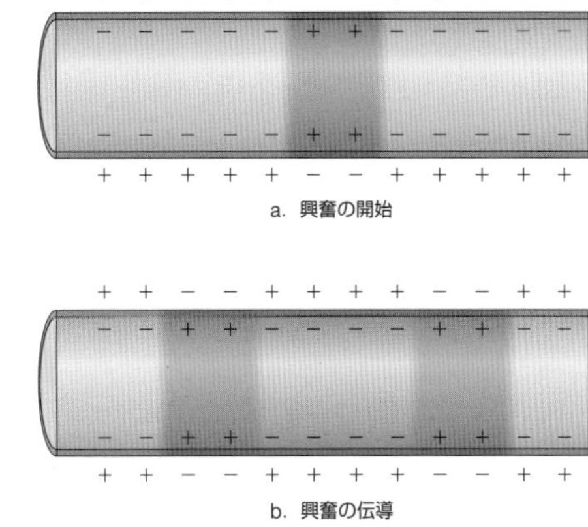

a. 興奮の開始

b. 興奮の伝導

9 中脳　10 橋　11 延髄　12 第三脳室　13 松果体
14 小脳　15 第四脳室　16 中心管

問題 9-① 1 中心前回　2 中心溝　3 中心後回
4 頭頂後頭溝　5 外側溝

問題 9-②（下図参照）

問題 10 1 嗅球　2 扁桃体　3 帯状回　4 脳弓
5 海馬　6 海馬傍回

問題 11-① 1 嗅　2 視　3 動眼　4 滑車　5 三叉
6 外転　7 顔面　8 内耳　9 舌咽　10 迷走　11 副
12 舌下

問題 11-②（下図参照）

問題 9-②

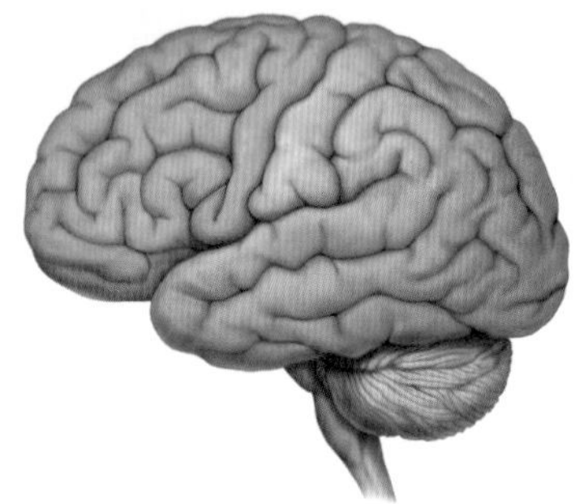

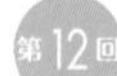

問題 11-②

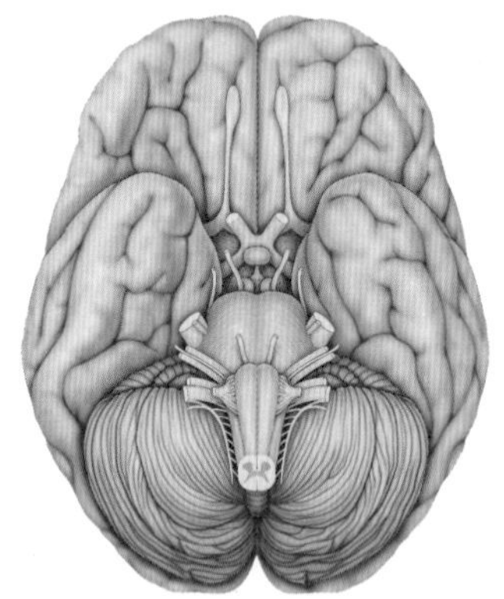

第13回 情報の受容と処理 2
体性感覚，感覚器，脳の統合機能

体性感覚と上行伝導路　94ページ

問題 1-① 1 網膜　2 視交叉　3 視神経　4 視索
5 視放線　6 視覚

問題 1-② （下図参照）

眼の構造と視覚　95ページ

問題 2 1 毛様体　2 毛様体小帯，またはチン小帯
3 水晶体　4 角膜　5 前眼房　6 虹彩　7 後眼房
8 硝子体　9 強膜　10 脈絡膜　11 網膜　12 視神経

問題 3 1 虹彩　2 瞳孔散大筋
3 強膜静脈洞，またはシュレム管　4 毛様体
5 強膜　6 脈絡膜　7 網膜　8 角膜　9 前眼房
10 瞳孔括約筋　11 後眼房　12 水晶体
13 毛様体小帯，またはチン小帯

問題 4 1 上直筋　2 内側直筋　3 上斜筋
4 下直筋　5 外側直筋　6 下斜筋　7 上直筋
8 外側直筋　9 上斜筋　10 内側直筋　11 下直筋

問題 5 1 杆体　2 ロドプシン　3 錐体
4 イオドプシン，またはアイオドプシン
5 視神経乳頭　6 視神経　7 黄斑　8 中心窩

問題 6 1 輻輳　2 瞳孔　3 瞬目　4 角膜　5 角膜

耳の構造と聴覚・平衡覚　97ページ

問題 7 1 耳介　2 ツチ骨　3 キヌタ骨
4 アブミ骨　5 半規管　6 蝸牛　7 内耳神経
8 外耳道　9 鼓膜　10 鼓室　11 前庭

問題 8 1 骨半規管　2 前庭　3 蝸牛
4 蝸牛窓，または正円窓　5 前庭窓，または卵円窓
6 膜半規管　7 内耳神経　8 前庭神経　9 蝸牛神経
10 蝸牛管　11 球形嚢　12 卵形嚢

問題 9 （下図参照）

味覚と嗅覚　98ページ

問題 10 1 味蕾　2 塩味　3 酸味　4 甘味　5 苦味
6 うま味（2～6 順不同）

問題 11 1 嗅上皮　2 嗅球　3 嗅球　4 嗅索
5 嗅神経　6 嗅上皮　7 嗅細胞

痛み（疼痛）　99ページ

問題 12 1 体性痛　2 内臓痛　3 表在痛　4 深部痛
5 ブラジキニン　6 関連痛

脳の統合機能　99ページ

問題 13-① 1 急速　2 レム睡眠　3 ノンレム睡眠
4 概日リズム，またはサーカディアンリズム
5 視床下部

問題 13-② （下図参照）

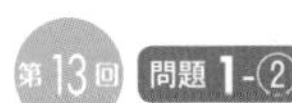

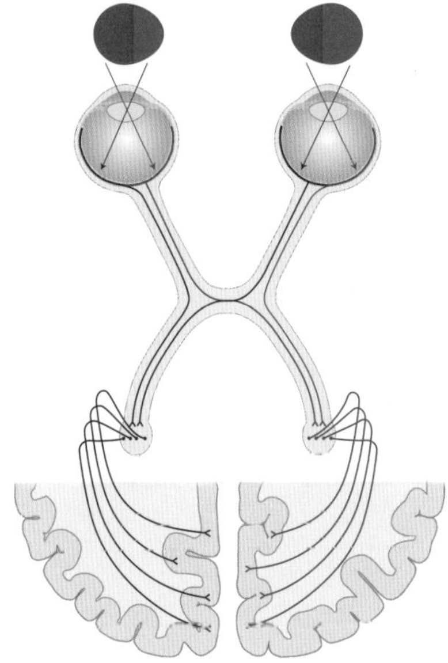

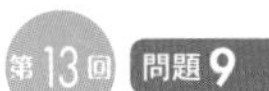

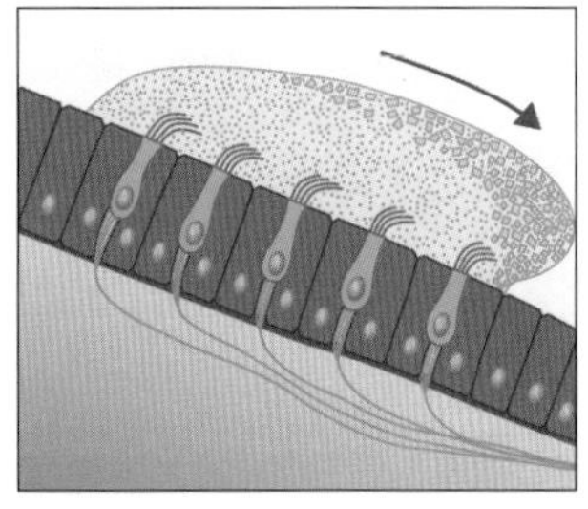

第13回 問題 13-②

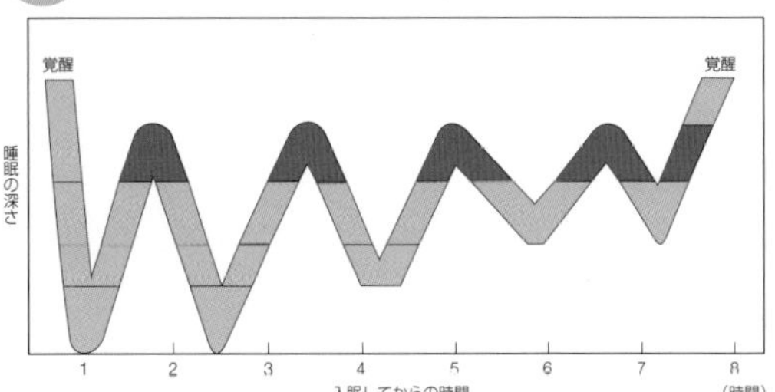

第14回 身体機能の防御と適応

皮膚の構造と機能　100ページ

問題1 1 表皮　2 真皮　3 皮下組織
4 マイスネル小体　5 メラニン
6 ファーテル-パチニ小体　7 毛包　8 汗腺

問題2 1 脂腺　2 汗腺
3 エクリン汗腺，または小汗腺
4 アポクリン汗腺，または大汗腺

生体の防御機構　101ページ

問題3-① 1 肥満細胞　2 サイトカイン
3 食，または貪食

問題3-② a 発赤　b 発熱（a，b 順不同）　c 腫脹

問題4 1 ヘルパーT細胞　2 抗原提示
3 インターロイキン　4 B細胞　5 抗体
6 液性免疫　7 T細胞　8 細胞性免疫
9 細胞傷害性T細胞，またはキラーT細胞

問題5-① 1 IgG　2 液性免疫　3 IgM　4 IgA
5 IgE　6 アレルギー　7 B

問題5-② 8 ＋　9 －　10 －　11 －　12 －

問題6 1 抗原，またはアレルゲン　2 IgE
3 ヒスタミン　4 抗体
5 免疫複合体，または抗原-抗体複合体　6 感作
7 ツベルクリン　8 拒絶反応

体温とその調節　103ページ

問題7 1 呼吸　2 放射　3 伝導　4 伝導と対流
5 蒸発

問題8 1 核心温　2 皮膚温　3 視床下部
4 セットポイント　5 発熱物質　6 発熱
7 外因性発熱物質　8 白血球　9 内因性発熱物質
10 プロスタグランジン E_2，または PGE_2　11 高
12 悪寒　13 収縮　14 減少　15 戦慄

第15回 生殖・発生と老化のしくみ

男性生殖器 104ページ

問題1 1 陰茎海綿体 2 尿道海綿体 3 陰茎 4 陰嚢 5 精巣上体，または副睾丸 6 精巣，または睾丸 7 膀胱 8 直腸膀胱窩 9 精嚢 10 射精管 11 前立腺 12 尿生殖隔膜

問題2 1 精索 2 精管 3 精巣輸出管 4 精巣上体管 5 直精細管 6 曲精細管 7 セルトリ細胞 8 ライディッヒ細胞，または間質細胞 9 精祖細胞，または精原細胞 10 精子

女性生殖器 105ページ

問題3 1 卵管采 2 卵巣 3 卵管 4 子宮 5 膀胱 6 膣 7 陰核 8 小陰唇 9 大陰唇 10 直腸子宮窩 11 ダグラス窩(10，11 順不同) 12 尿生殖隔膜

問題4 1 卵管膨大 2 子宮底 3 子宮体 4 卵管 5 卵巣 6 子宮広間膜 7 子宮筋層 8 子宮内膜 9 外子宮口 10 膣 11 卵管采 12 膣円蓋 13 子宮頸管 14 子宮膣部

問題5 1 卵母細胞 2 原始卵胞 3 一次卵胞 4 透明帯 5 二次卵胞 6 グラーフ卵胞，または成熟卵胞 7 卵丘 8 卵母細胞 9 卵母細胞 10 黄体 11 白体

問題6-① 1 体細胞 2 減数 3 始原生殖細胞 4 精祖細胞，または精原細胞 5 精母細胞 6 精子細胞 7 精子 8 卵祖細胞，または卵原細胞 9 卵母細胞 10 極体 11 卵子

問題6-② a XY b XX c $2n$ d $2n$ e n f n g $2n$ h $2n$ i n j n

問題7-①,② (下図参照)

受精と胎児の発生 108ページ

問題8 1 羊膜腔 2 卵黄嚢(1，2 順不同) 3 胚盤 4 外 5 内 6 中 7 原始結節 8 原始線条 9 脊索 10 神経板 11 神経管 12 神経堤 13 中枢神経 14 消化器 15 呼吸器(14，15 順不同) 16 泌尿生殖器

問題9-① 1 基底脱落膜 2 絨毛膜有毛部 3 胎盤 4 羊膜 5 羊膜腔 6 卵黄嚢 7 絨毛膜無毛部 8 子宮腔 9 卵黄嚢 10 羊膜 11 子宮腔 12 羊膜腔

問題9-② 13 羊水 14 ヒト絨毛性ゴナドトロピン，またはhCG 15 プロゲステロン

問題10 1 動脈管，またはボタロ管 2 卵円孔 3 静脈管，またはアランチウス管 4 臍動脈 5 臍静脈 6 胎盤

第15回 問題7-①，②

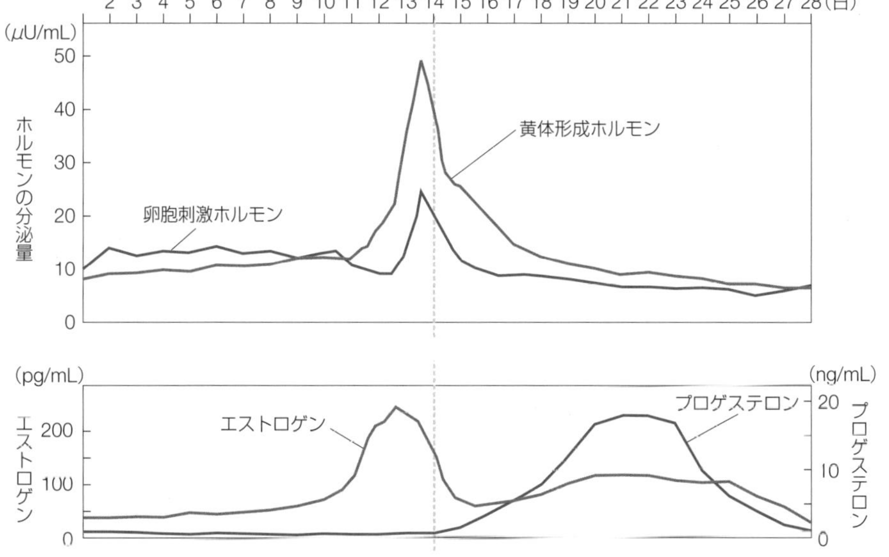

MEMO

MEMO